翼上颌种植实战精要
附案例解析

HANDS-ON ESSENTIALS OF
PTERYGO-MAXILLARY IMPLANTS
CASE ANALYSIS

主编　舒　凌　任　杰
主审　周　磊

上海科学技术出版社

图书在版编目（ＣＩＰ）数据

翼上颌种植实战精要 : 附案例解析 / 舒凌，任杰主
编. -- 上海 : 上海科学技术出版社，2024.5
ISBN 978-7-5478-6570-5

Ⅰ. ①翼… Ⅱ. ①舒… ②任… Ⅲ. ①种植牙—口腔
外科学 Ⅳ. ①R782.12

中国国家版本馆CIP数据核字(2024)第051519号

翼上颌种植实战精要：附案例解析
主编　舒　凌　任　杰
主审　周　磊

上海世纪出版(集团)有限公司
上海 科 学 技 术 出 版 社 出版、发行
(上海市闵行区号景路159弄A座9F-10F)
邮政编码201101　　www.sstp.cn
山东韵杰文化科技有限公司印刷
开本 787×1092　1/16　印张 12.25
字数 250千字
2024年5月第1版　2024年5月第1次印刷
ISBN 978-7-5478-6570-5/R · 2980
定价：198.00元

内容提要

翼上颌种植是解决上颌磨牙区垂直骨高度不足的临床策略之一。本书从翼上颌种植的发展史开始，详细介绍翼上颌种植的发展脉络和设计前沿，以及如何选择一款适合患者的翼上颌种植体。在介绍翼上颌种植的外科操作前，本书通过详尽的解剖学研究及规范的适应证选择确保外科操作的可重复性和安全性，并且细致讲解翼上颌种植导板的设计及应用，有助于读者采用数字化手段开展翼上颌种植手术。在修复操作部分，本书重点介绍了修复方式的选择及修复并发症的预防和处理，对具体修复步骤进行了重点提炼，从而帮助读者掌握技术的核心要义。

本书图文并茂、深入浅出、可读性强，适合口腔种植科医师阅读。

编委会名单

林小锚　瑞安阿锚口腔门诊部

周裕翔　上海雅洁口腔医院

胡　勇　南昌微笑口腔门诊部

顾嘉程　牙探网络科技（上海）有限公司

崔朝昆　云南益芽口腔门诊部

舒　凌　泰康拜博疑难种植中心

主编简介

舒 凌

- 口腔牙周种植专家/副主任医师
- 德国法兰克福大学口腔种植学硕士
- 国际口腔种植医师学会（ICOI）研究员
- 国际口腔重建科学委员会（FOR）会员
- 奥地利维也纳大学医学院访问学者
- 瑞士士卓曼种植培训讲师
- 瑞典诺保科种植全国讲师

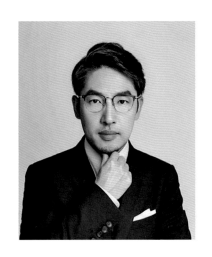

任 杰

- 重庆医科大学附属第一医院口腔科主治医师
- 重庆医科大学博士后
- 四川大学华西口腔医学院口腔医学博士
- 日本东北大学访问学者
- 重庆市口腔医学会口腔种植专业委员会委员
- 重庆市口腔医学会口腔修复专业委员会委员
- 重庆市口腔医学会口腔老年专业委员会委员

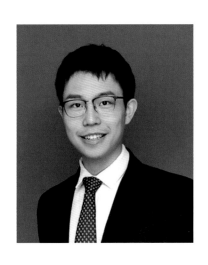

副主编简介

王　明

- 中山大学口腔临床医学硕士
- 北一微创培训讲师
- 北一种植培训导师
- 北一口腔全国连锁医疗总监
- 历任北京瑞泰口腔医院种植中心主任，拜博口腔北京事业部医疗副总监，杭州美奥口腔西湖院区院长
- 高难度种植学科带头人
- 参编图书5部，主编《"翼"招制胜——无牙颌种植手术临床策略》

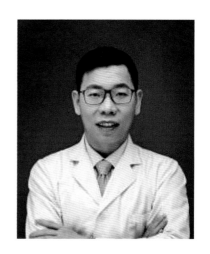

张国强

- 德国法兰克福大学口腔种植学硕士
- 国际口腔种植医师协会中国总会理事
- 国际口腔种植医师协会浙江专家委员会副会长
- 浙江省口腔医疗行业协会理事
- 浙江省口腔医学会民营工作委员会委员
- 杭州市民营口腔医疗协会常务理事
- 杭州市民营口腔种植专业委员会主任常委
- 杭州张尧生医院管理有限公司首席种植专家

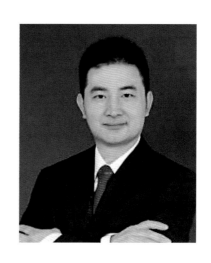

冯 楠

- 英国纽卡斯尔大学临床种植学硕士
- 优诺口腔医院种植技术院长
- 奥地利维也纳大学医学院访问学者
- 口腔医学网特邀讲师
- 柯威尔种植体特邀讲师
- 诺保科（NOBEL）青年讲师
- 主译《穿颧种植优化与创新》，副主译《微创牙齿美学修复》，主编《口腔种植基础和临床实践》

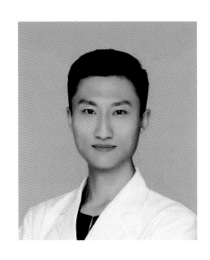

序

21世纪以来，口腔种植学作为口腔医学中的一门新兴学科，不断发展成熟，目前牙种植修复已经成为牙列缺损或缺失的首选治疗方案。

上颌后牙区由于其特殊的解剖生理特点，在设计牙种植修复失牙时，常会遇到骨质不佳、骨量不足的情况，此时常规种植技术难以获得满意的效果，是该部位缺牙种植修复治疗中存在的一个难点。在口腔种植学的发展中，国内外专家针对这一难点，提出了一些治疗方案，如骨增量技术、上颌窦底提升技术等。其中，利用翼上颌复合体的特殊结构采用种植体固定和支持的治疗方法，是专家提出的解决该难点的方案之一，此方案在临床应用上取得了一定的治疗效果，成为处理上颌后牙区骨量不足的一个有效补充。目前，此类手术相关的理论及临床资料较少，本书作者团队通过整理大量相关文献，将该手术的理论归纳总结，并总结临床实践经验和体会，撰写了《翼上颌种植实战精要：附案例解析》。书中详细介绍作者团队的学习体会及宝贵经验，并提出了他们的认识和观点，为广大同行提供了可供学习和借鉴的参考资料。

本书作者提供了翼上颌种植的临床典型案例处理流程，从方案制订、操作细节展示、治疗效果及数字化应用等方面进行了详细展示，并对治疗中可能出现的并发症做出了较好的分析，为临床医师在处理同类案例时制订合理的治疗方案、遵循标准的治疗流程和手术操作、减少并发症提供了很有借鉴意义的知识和经验。

相信本书的出版会对国内口腔种植科医师提供有益的参考，促进口腔种植技术的完善和提高。

最后，向探索和传播口腔种植知识的专家致以由衷的敬意和感谢！

周　磊

广东省口腔医院主任医师

国际口腔种植学会中国区教育代表

2023 年 12 月

前　言

随着口腔种植治疗技术的不断发展，越来越多的缺牙患者选择口腔种植治疗作为修复缺失牙的首选方案。种植治疗的成功依赖于理想的骨质、骨量条件。而上颌后牙区由于特殊的解剖条件限制，往往面临着骨质、骨量均不理想的临床困境。为了解决上述难题，临床中衍生出多种治疗理念和治疗方案，翼上颌种植技术即是在上述临床背景中逐渐发展和完善的。

最新的文献表明，翼上颌种植的成功率已与常规种植相当。然而，大规模开展翼上颌种植的医师人数却十分有限，与之相关的手术规范及临床指南也较少。因此，我们期望通过出版本书对翼上颌种植手术的完善和规范提供参考，从而有助于该技术的进一步推广。

本书的编写从实战角度出发，着重讨论了翼上颌种植的术区解剖和外科操作，力求让从未接触过翼上颌种植的年轻医师能够在读完本书之后有信心开展自己的第一台翼上颌种植手术。本书还详尽展示了翼上颌种植手术相关的常见并发症的处理策略和方法，并且对翼上颌种植进行了创新性的分类以指导临床设计，希望也能对专注于翼上颌种植多年的临床专家提供些许启发。

本书编委会由国内多位长期致力于翼上颌种植临床研究的医师组成。在本书的编写中，他们毫无保留地分享了自己多年来有关翼上颌种植技术的思考、经验和教训。此外，在本书编写过程中，我们还得到了出版社编辑及多位同行的大力支持，在此一并表示衷心的感谢。

由于我们的水平有限，本书难免有不足之处，诚挚地欢迎各位同道提出意见和建议。

舒凌　任杰

2023 年 11 月

目　录

扫一扫

关注翼上颌
种植技术

第一章
翼上颌种植的定义、发展历程及临床意义

第一节 翼上颌种植的定义及发展历程

翼上颌区是指位于上颌窦后方，由上颌结节、腭骨锥突和蝶骨翼突所构成的骨性支柱。与上颌磨牙区牙槽嵴高度会随着上颌窦气化或牙槽嵴萎缩而发生明显降低不同，翼上颌区的骨量往往较为恒定，因此能够在绝大多数情况下满足标准种植体的植入要求。在本书中，在该区域内完成的种植体植入统称为翼上颌种植（pterygomaxillary implants）。因此，本书所讨论的翼上颌种植实际上包含了上颌结节种植（implants in maxillary tuberosity）、上颌结节-翼板种植（tubero pterygoid dental implants）、穿翼板种植（pterygoid implants）以及上颌结节-锥突-翼突种植（tubero-pterygoid-palatine implants）等多种不同临床名称。事实上，由于蝶骨翼突以及腭骨锥突在解剖关系上十分密切，并且在常规拍摄的CBCT数据中难以精确将这两个不同的骨性结构进行分割，所以本书将蝶骨翼突和腭骨锥突看作一个整体的骨性结构（蝶腭结合区），以方便方案设计及外科操作流程。基于上述前提，本书拟将所有的翼上颌种植根据其穿通的不同解剖结构分为上颌结节种植、上颌结节-翼板种植以及跨上颌窦翼板种植，后续章节将会详细讨论。

尽管目前尚有许多口腔种植医师仍认为翼上颌种植属于"新鲜"技术，但事实上翼上颌种植技术自提出至今已有数十年历史，也经历了多次的革新与发展。了解翼上颌种植技术的发展历程有助于深刻认识其技术要领，助力理想的翼上颌种植成功率。

翼上颌种植最早由 Linkow 在 1975 年提出。1989 年，Tulasane 也开始尝试在翼上颌区域进行种植体植入，并取得了种植的成功。随后在 1992 年，Tulasane 公开报道了这项种植技术。该技术使用长度达 15～20 mm 的种植体，以上颌结节作为定点依据，采用向远中倾斜的种植方法，将种植体穿过由上颌结节、腭骨锥突和蝶骨翼突组成的骨性支

柱。尽管上颌结节区的骨密度往往较低，但腭骨锥突和蝶骨翼突的连接处有厚约 6 mm 的致密骨皮质，当种植体根尖以倾斜30°～45°的角度穿过该解剖区域时，可以获得超过 6 mm 的骨皮质固位，从而可以确保种植体获得良好的初始稳定性以及可预期的骨整合。

在Tulasane报道后，翼上颌区种植技术逐渐获得了更多的关注，越来越多的医师和学者都逐渐开始学习并开展此技术。

1995年，Balshi对三家诊所植入的一系列翼上颌区种植体进行了随访报道，总共涉及41名患者的51枚翼上颌种植体。该研究中所使用的均是Brånemark系统种植体。文献研究的观察期最短为1个月，最长为63个月。在观察期内，种植体的存留率高达86.3%。以当时的种植技术水平来说，这一种植体存留率已经让医师和患者都备受鼓舞，因此，翼上颌种植体的应用被进一步推广。

随后在1999年发表的一篇文献中，Balshi将翼上颌种植的研究集中于上颌无牙颌患者。该文献一共统计了356枚翼上颌种植体，种植体平均负荷时间为56个月，整个随访期间种植体存留率为88.2%。在所有失败的种植体中，绝大多数种植体（41枚）在种植体负荷前即二期手术时失败，只有1枚种植体是在负荷后发生失败。

为了更加全面地了解翼上颌种植的临床价值，Vila-Biosca等在1999年的研究中对比了翼上颌种植技术和上颌窦底提升技术，并详细介绍了两种术式的主要适应证和优缺点。最后得出结论，相较于上颌窦底提升技术来说，翼上颌种植技术创伤更小，手术时间更短，患者术后恢复也更快，可以成为解决上颌磨牙区垂直骨高度不足的理想临床手段。

随着翼上颌种植技术的进一步开展，在大规模临床应用过程中，很多临床医师逐渐意识到，由于翼上颌区所处的特殊解剖位置以及所具备的特定解剖风险，常规的备洞方式以及柱状的种植体外形可能在临床应用上存在不便的情况，因此学者们开始了对翼上颌种植手术的相关器械耗材以及外科操作方法进行改良。

一、种植窝洞预备技术的发展

Graves在1994年的研究中首次详细描述了翼上颌区种植的外科技术流程。将局部麻醉剂（2%利多卡因＋1∶100 000肾上腺素）注射于颊腭侧及上颌结节远中的黏骨膜内进行浸润麻醉。随后在牙槽嵴顶正中进行切口并要求穿透黏骨膜全层，切口延伸至上颌结节远中（翼上颌缝），翻开全厚瓣后充分暴露上颌结节以及远中边缘，使用球钻在第二磨牙位置定点以确定种植体植入位点。随后探查翼突钩，以翼突钩颊侧5 mm作为标志点，确定种植体植入的颊舌侧方向。使用直径2 mm的麻花钻，以预先确定好的颊舌侧方向以及远中倾斜45°（此时种植体与Frankfort平面约呈55°夹角）进行种植窝洞预备。如果定位方向准确，麻花钻将在进入深度10～14 mm时到达翼上颌区致密的骨皮质。此时，可以考虑使用长度为15～20 mm且具有自攻性的种植体进行植入，从而确保种植体根尖能够固定于蝶腭结合区的骨皮质获得理想的初始稳定性。

尽管遵循上述操作指南进行种植几乎都能获得理想的植入位点，但是由于使用钻针预备存在损伤相关重要解剖结构的风险（例如腭降动脉、上颌动脉等）。因此，有学者考虑使用侵入性更小的方式进行种植窝洞预备，而使用的器械常为骨凿。

Jesús Fernández Valerón 在2007年的一项研究中使用一种圆柱形骨凿进行翼上颌种植的窝洞预备，作者认为使用这套工具可以降低术中出血的风险。骨凿共有6支，从0号到5号。其中0号骨凿直径为0.5 mm，末端为尖端，1号到5号直径分别为1 mm、2 mm、3 mm、4 mm、5 mm。首先使用0号工具，通过骨挤压方式打开翼上颌种植通路，要求尖端穿过蝶腭结合区骨皮质，接着使用1号骨凿，使用旋转的方式缓慢小心地向前推动，扩大种植体骨床。然后以相同的方法再逐一使用2号和3号骨凿，从而获得一个直径为3 mm的种植体植入通道。由于没有使用扩孔钻，因此几乎没有骨损失。此外，由于备洞速度较慢，使用骨凿也相对更容易控制种植窝洞预备的深度。

借鉴上述文献，2000年，Nocini 等也报道了一例翼上颌种植的临床病例，该病例使用了一种改进的骨凿对翼上颌种植术区进行窝洞预备。相较于普通骨凿，这种骨凿的手柄有20°的弯曲，从而使得种植体窝洞预备方向与翼上颌区解剖结构更加适配，并且减少了外科手术中对唇和颊黏膜的机械损伤。此外，作者同样也认为，与扩孔钻相比，使用骨凿进行窝洞预备降低了血管的损伤风险。

综上，相较于使用钻针进行窝洞预备，使用骨凿进行翼上颌种植窝洞预备主要的优势在于：其一，可以通过骨挤压增加局部骨密度，从而更容易获得理想的种植体初始稳定性；其二，使用骨凿的备洞速度较慢，因此可能相对安全，对重要解剖结构的损伤风险也更低。但是，使用骨凿同时也存在着不利因素，主要是备洞效率低下以及敲击备洞可能造成患者较强的不适感，尤其是在使用骨凿突破蝶腭结合区骨皮质时。因此，全程使用骨凿进行翼上颌种植的窝洞预备已经较少使用，当前使用的主流备洞方式主要有以下两种。

一是全程使用种植手机进行预备，逐一使用先锋钻和麻花钻进行窝洞预备。该方式备洞效率高，窝洞形态规整。常规情况下，笔者首选此方法。

二是通过使用骨凿和种植手机交替预备，首先使用骨凿进行上颌结节部分的预备，从而达到确定植入轴向以及骨挤压的效果。待方向确认完成，骨凿尖端触碰到蝶腭结合区的骨皮质后，再更换为种植手机，并安装先锋钻沿确定的种植轴向进行窝洞预备，通过先锋钻穿透蝶腭结合区的骨皮质，随后交替使用骨凿和麻花钻进行窝洞预备，直至获得理想的种植窝洞直径，最后将种植体植入。此种方法由于操作过程中有更多时间进行种植方向的确认和调整，因此相对安全，对于初涉翼上颌种植的医师来说，可以优先考虑采用此方案。然而，由于该方案备洞效率较低，且使用骨凿进行窝洞制备时患者的不适感往往较强，笔者仅仅在上颌结节区骨宽度理想、骨密度极度疏松时进行使用。

二、种植体表面处理的改变

Balshi等在2005年发表的一项研究中共纳入了82名上颌牙列缺失患者，所有患者的上颌牙列均采用种植固定义齿修复，并且设计双侧翼上颌种植。该研究共计植入164枚翼上颌种植体，在平均30个月的随访时间内，翼上颌种植体的成功率为96.3%，与该团队1999年的研究结果相比，种植体的成功率明显上升。究其原因，作者认为，尽管仍然使用的是Brånemark种植系统，种植体的大体形貌没有发生变化，但是种植体的表面处理已经从当时的机械加工表面变成了阳极氧化表面（TiUnite surface），这种中等粗糙度的表面处理有助于种植体获得更加理想的种植体骨整合，尤其在骨质比较松软的上颌结节位置。但是，由于该篇文献是在翼上颌种植区域使用现代粗糙表面种植体的第一篇临床随访研究，所以需要更多样本和更长随访时间的相关研究来验证此推论（图1-1）。

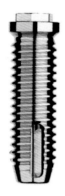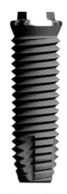

图1-1　种植体不同的表面处理技术
左侧：机械加工表面；右侧：阳极氧化表面

随后在2007年，Ridell等进行了一项翼上颌种植相关的回顾性研究，研究共计纳入20名患者，要求每名患者至少有1枚种植体位于翼上颌区域，评价指标包括种植体存留率和种植体边缘骨吸收量。最终纳入了22枚翼上颌种植体以及64枚邻近区域的常规种植体，所有种植体均为阳极氧化表面（TiUnite surface）处理的Brånemark种植系统，随访期为1～12年。在随访期内，未发生翼上颌种植体的失败（存留率为100%），而其他位置的种植体却失败了2枚（存留率为96.8%）。测量基台和种植体连接处到种植体周边缘骨水平的距离来评价种植体边缘骨吸收量，结果发现，翼上颌种植体平均边缘骨吸收量为1.6 mm，而其他种植体的平均边缘骨吸收量为1.9 mm。根据这一研究结果，作者建议可以在临床上多开展翼上颌种植手术，特别是对于需要接受上颌窦底提升手术的患者，可以考虑使用翼上颌种植作为替代方案。

Curi等在2015年的一项回顾性研究中，重点关注在牙槽骨严重萎缩的上颌后牙区植入翼上颌种植体后的种植成功率和后续修复体的成功率。纳入1999—2010年间就诊的患者，要求患者上颌后牙区重度萎缩，并均采用翼上颌种植体修复缺失牙，种植体也为阳极氧化表面处理，种植体负荷后观察36个月。研究记录了56名患者的238枚种植体。经过3年随访，翼上颌种植体存留率为99%，修复体存留率为97.7%，翼上颌种植体平均边缘骨丧失量为1.21 mm。由此得出结论，在上颌后牙区严重萎缩的患者中，使用翼上颌种植技术是一个极佳的临床选择。

由上述文献不难看出，接受过阳极氧化表面处理的种植体在翼上颌种植术区有着十分理想的成功率和存留率。然而，除了阳极氧化表面处理，主流的种植体表面处理方式还包括大颗粒喷砂加酸蚀（SLA surface）、双酸蚀（double acid-etched titanium surface）等多种方式，经过其他方式处理的种植体表面是否也能帮助翼上颌种植体获得一个十分理想的种植成功率？

2020年，Stefalini等发表的一篇临床文献关注双酸蚀表面处理的种植体在翼上颌种植术区的存留率。结果发现，对于纳入研究的63枚翼上颌种植体来说，在20 ～ 32个月的随访期，只有3枚种植体出现失败，种植体的存留率为95.2%。同年，Signorini等研究了SLA表面处理的种植体在翼上颌种植术区的存留率，结果发现，纳入研究的28枚翼上颌种植体，在12个月的随访期间，无种植体失败，种植体的存留率为100%。由此可见，不仅是阳极氧化表面处理，经过现代主流表面处理技术处理后，种植体在翼上颌种植术区的存留率已经十分令人满意。

针对本节讨论主题，Avinash S. Bidra在2022年发表了一篇针对现代粗糙表面种植体在翼上颌种植术区存留率的系统综述。该论文共纳入10篇临床研究，共计911枚种植体。在6年的随访期内，共出现了37枚种植体的失败。由此得出结论，当在翼上颌种植术区使用现代粗糙表面种植体时，种植体在术后6年的存留率为95.5%，这与其他区域的种植体存留率相当，且远远高于早期光滑面种植体的存留率。因此，当需要进行翼上颌种植手术时，推荐使用现代粗糙表面种植体，以获得理想的种植体成功率。

三、种植体大体形貌的改变

如上述文献综述所展示，最早报道应用于翼上颌区的种植系统为Brånemark种植系统，这类种植系统的大体形貌可简单总结为根尖部存在自攻凹槽设计的柱形种植体。尽管其在临床使用中获得了较为理想的种植成功率，但较浅的种植体螺纹以及柱状的种植体部结构在外科操作以及获得种植体初始稳定性上存在天然劣势（图1-2）。

随着即刻负荷的兴起，获得理想的种植体初始稳定性已经成为种植体植入时的重要要求之一。为了达到上述目标，越来越多的种植医师偏爱在翼上颌种植术区使用带有自攻凹槽的大螺纹锥柱状种植体，例如登腾superline Ⅱ、Nobel active等（图1-3）。临床

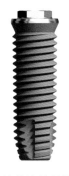
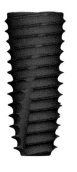
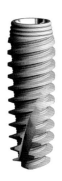

图1-2　常见的柱状种植体（Nobel Brånemark种植系统）

图1-3　常见的大螺纹锥柱状种植体

经验证实，此类设计的种植体不仅更容易获得理想的种植体初始稳定性，而且也获得了十分理想的翼上颌种植成功率。

事实上，蝶腭结合区最佳植入位点的骨性区域十分狭窄，过大的种植体根尖直径可能存在肌肉损伤的风险。因此，相较于通用型种植体，有厂家专门开发了翼上颌种植的专用种植体。这类种植体在设计上可见到泾渭分明的种植体部及种植体根尖部：其根尖部位往往比较尖锐狭窄，以期在植入过程中尽可能减少对相关解剖结构的损伤；而种植体体部常为深螺纹设计，以期在疏松的上颌结节中获得足够的骨整合面积以及理想的初始稳定性。目前比较有代表性的两款种植体包括Biohorizons公司的PTG系列种植体以及TRATE公司的ROOTT P系列种植体。

其中，PTG系列种植体根尖直径仅为2.2 mm，可以以最小外科风险锚定于翼板，而种植体体部为大螺纹设计，方便在疏松的上颌结节区域获得理想的种植体初始稳定性。最后，种植体颈部直径稍有缩小，以最大限度保存种植体颈部周的牙槽骨宽度（图1-4）。

ROOTT P系列种植体的设计思路与PTG种植体相类似，唯一的区别在于种植体根尖部直径更小，而种植体体部螺纹更深，从而更加符合翼上颌种植术区的解剖学特点，但如此细的种植体直径是否能够维持长久的机械稳定值得进一步研究和讨论。此外，该种植体与PTG种植体不同的是，ROOTT P系列种植体为一段式种植设计，其上方可以直接连接上部修复体完成螺丝固位修复，而无须再安装复合基台，从而简化了修复操作（图1-5）。

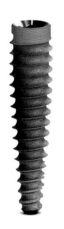 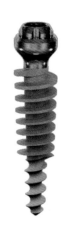

图1-4　PTG种植系统（Biohorizons公司）　　图1-5　ROOTT P种植系统（TRATE）

遗憾的是，上文介绍的这两类翼上颌种植专用种植体均未在国内进行销售。因此，在绝大多数情况下，国内医师还是应该考虑将大螺纹锥状种植体作为翼上颌种植的首选。然而，种植医师必须谨记，相较于种植体的大体形貌和表面处理，种植体的理想三维（3D）位置对于种植体的成功和远期预后影响更大。为了获得翼上颌种植体的理想三维位置，医师在开展翼上颌种植手术前，必须充分掌握该术区的解剖特点和外科流程。

第二节　上颌磨牙区垂直骨高度不足的常见解决方案

翼上颌种植是解决上颌磨牙区垂直骨高度不足的临床方案之一。通过有效利用翼上颌区较为稳定的骨量条件以及蝶腭结合区域较致密的骨质状况，翼上颌种植体可以获得极佳的种植体初始稳定性以及稳定的远期预后。

然而，对于上颌磨牙区垂直骨高度不足的临床情况来说，翼上颌种植并非唯一解决方案。目前，随着种植技术的不断发展，众多学者已经提出了各种不同应对该挑战的临床解决方案。本节将上颌磨牙区垂直骨高度不足的常见治疗策略总结如下，以期读者能够以"全局思维"进行临床考量，充分理解翼上颌种植在解决上颌磨牙区垂直骨高度不足时的独特优点。

一、上颌窦底提升

上颌窦位于上颌骨内，包括一底、一尖及前、后、上、下四个壁，作为最大的一组鼻旁窦，上颌窦自出生时便开始生理性的气化，一直到颌骨发育完成后其形态才会逐渐稳定。上颌窦的生理性气化受到诸多因素影响，例如种族、性别、年龄、激素水平、面中部维度大小、鼻腔及鼻窦的病理状态、鼻腔通气状况以及鼻腔的解剖结构等。

与上颌窦生理性气化所对应的是上颌窦的继发性气化，其往往继发于牙拔除术。研究发现，上颌窦底区域的牙齿拔除会增加上颌窦气化，尤其当患牙牙根凸入上颌窦腔内或者连续拔除多颗患牙时。而上颌窦的严重气化最终导致了拟种植位点的垂直骨高度不足。针对上述临床情况，为了恢复拟种植区的垂直骨高度，很多学者都提出了各种上颌窦底提升技术，以满足种植体植入所需要的骨量条件。

目前，根据剩余骨量以及局部解剖学状况，上颌窦底提升技术主要可以分为两大类，即穿牙槽嵴上颌窦底提升技术（上颌窦底内提升）和侧壁开窗上颌窦底提升技术（上颌窦底外提升）。

（一）穿牙槽嵴上颌窦底提升技术

最为经典的穿牙槽嵴上颌窦底提升技术为Summers技术，也称为骨凿上颌窦底提升术。通过使用凹形尖端、直径逐渐增加的骨凿从牙槽嵴顶入路对窦底骨板进行适度敲击，可以造成窦底骨青枝样骨折，并将敲击通道内的自体骨推进上颌窦腔内。在这个过程中，上颌窦底的黏膜被逐渐抬升，最终实现增加局部垂直骨高度的临床目的。Summers认为，当剩余牙槽嵴高度 > 6 mm时，可以获得理想的种植体初始稳定性，此时可以同期植入种植体。而当剩余牙槽嵴高度 < 6 mm时，建议使用分阶段的种植方案。

Summers技术的临床优势在于操作便捷、器械简单，但在敲击过程中，某些患者可能会出现明显不适，甚至有可能导致"耳石症"等相关并发症的出现。随着种植学的发展，越来越多更加微创的穿牙槽嵴上颌窦底提升技术也逐渐被开发出来，包括水压法、气囊法等。而是否能够同期进行种植体植入的关注点，也由单纯的局部剩余牙槽嵴高度转变为种植体初始稳定性的获得情况。

（二）侧壁开窗上颌窦底提升技术

侧壁开窗上颌窦底提升技术通过暴露上颌窦前外侧骨壁并制备骨窗，从而可以在直视下进行上颌窦膜的剥离及移植骨操作。相较于穿牙槽嵴上颌窦底提升技术，侧壁开窗上颌窦底提升技术可以对窦膜进行充分剥离，因而可以轻松获得极大的提升量，同时也容易观察窦膜的完整性以及处置相关的窦内病变。但是，与穿牙槽嵴上颌窦底提升技术提升相比，侧壁开窗上颌窦底提升技术的手术创伤以及术后反应通常较大。因此，侧壁开窗上颌窦底提升技术常用于需要大量的上颌窦内植骨以及窦腔情况较为复杂的临床病例。

二、垂直骨增量

由上颌窦气化所导致的磨牙区垂直骨高度不足可以通过上颌窦底提升进行有效解决。但对于因牙槽嵴顶骨吸收所致垂直骨高度不足的临床病例来说，尽管通过上颌窦底提升也能够获得足够体积的新骨再生以确保种植体的植入及骨整合，但是种植体的颈部位置却受限于术前牙槽嵴顶的位置而往往过度位于根方。这样的植入深度会导致过大的种植体穿龈深度以及过长的解剖牙冠高度，从而可能会引起潜在的生物学并发症和机械并发症，对种植体的长期稳定性构成重大挑战。

因此，针对因牙槽嵴顶骨吸收导致垂直骨高度不足的临床情况，最佳的临床策略应该是进行牙槽嵴的垂直骨增量。目前常用的技术包括自体骨移植以及使用不可吸收膜完成的引导骨再生手术等。然而，垂直骨增量技术敏感性高、创伤大、愈合时间长，难以获得患者的广泛接受。

三、短种植体

当上颌磨牙区垂直骨高度不足时，可以通过上颌窦提升和（或）垂直骨增量增加局部骨高度，从而满足标准长度种植体的轴向植入。但毫无疑问，复杂的骨增量手术会增加手术创伤、手术时间、手术费用以及整体治疗的不可预期性。为了简化手术，短种植体在很多情况下逐渐成为解决上颌磨牙区垂直骨高度不足的热门方案。

短种植体指的是骨内长度 < 8 mm 的种植体。尽管目前很多种植医师对短种植体的临床应用还有诸多疑虑，例如：过大的冠-根比可能导致种植体颈部的应力过载，从而导致种植体周的牙槽骨吸收以及相应的机械并发症；或是相较于长种植体，短种植体对边缘骨吸收更加敏感，其远期存留率可能更低。但临床实验和文献综述都已经表明，当上颌磨牙区垂直骨高度不足（剩余骨高度 <8 mm）时，使用短种植体是一个低并发症的可靠选择。尽管如此，短种植体仍存在难以获得理想种植体初始稳定性的天然劣势，很

难满足当下医患所共同追求的"即刻负荷"的临床要求。

四、倾斜种植

倾斜种植是种植体以一定角度而非垂直于咬合平面植入牙槽骨中，一般将倾斜度 > 15°的种植体定义为倾斜种植体（垂直于咬合平面时，倾斜度为0°）。倾斜种植的优势在于可以最大限度利用患者的剩余骨量进行种植体的植入，避免骨增量，并且有助于植入更长的种植体以获得理想的种植体初始稳定性，从而方便实现即刻负荷。经典的口腔种植学理论往往认为，相较于轴向种植体来说，倾斜种植体可能会因为不良的受力方向而导致更高的生物学及机械并发症。然而，大量的系统综述和荟萃分析已经表明，相较于轴向种植体，倾斜种植体的成功率未见明显降低，其种植体周的边缘骨吸收量也未见显著增加。不仅如此，由于更短的手术时间以及更少的术后并发症，倾斜种植技术近年来在临床上已逐渐得到了患者的认可和广泛应用。尽管倾斜种植有上述诸多优点，但是学者们也不建议使用过大的角度进行种植体植入［倾斜角度应尽量 < 60°（垂直于咬合平面时，倾斜度为0°）］，这可能源于种植专家对过大植入角度可能造成相关并发症始终存在隐忧，也可能源于过大的倾斜角度会增加后续修复难度的客观事实。

对于上颌磨牙区垂直骨高度不足的临床情况，常见的倾斜种植方案有如下几类。

（一）沿上颌窦前壁向近中倾斜的种植体

沿上颌窦前壁向近中倾斜的种植体最常见于上颌标准 All on 4 的种植设计。通过将种植体的根尖偏向近中进行倾斜种植，可以在不侵入上颌窦的前提下保证种植体颈部尽可能位于牙槽骨偏远中的位置，从而在不进行骨增量的前提下尽可能减少修复体远中悬臂。此外，相较于轴向种植，通过倾斜植入可以选择更长的种植体，从而有助于获得理想的种植体初始稳定性，方便即刻负荷的实施。然而，为了避开上颌窦并且规避过大的植入角度，种植体的穿出位点受到相关解剖结构的限制。

（二）沿上颌窦后壁向远中倾斜的种植体

沿上颌窦后壁向远中倾斜的种植体即上颌结节种植，其最常见的应用场景是由 Agliardi 等在2009年所提出的针对上颌无牙颌的 VⅢV 设计，通过双侧上颌结节区域的倾斜种植体，VⅢV 设计可以有效消除 All on 4 设计带来的远中悬臂，在很大程度上降低了由于悬臂所造成的相关并发症，获得更加稳定的修复预期。尽管上颌结节区种植体已能获得很高的种植体存留率，但由于上颌结节区的骨密度通常较低，所以往往难以确保理想的种植体初始稳定性以及即刻负荷的实施。此外，由于患者上颌结节发育的状况不一，很大一部分患者的上颌结节难以满足理想的植入要求，所以大大降低了该技术的应用场景。

（三）沿上颌窦内侧壁向腭侧倾斜的种植体

通过将种植体往腭侧倾斜，利用上颌窦内壁腭侧的骨量进行种植体植入也是上颌磨牙区常见的倾斜种植策略。对于此类种植设计来说，种植体穿通的区域往往包括牙槽骨和上颌骨腭部。由于上颌骨腭部的骨密度通常较高，所以比较容易获得理想的种植体初始稳定性。然而，该术区的可用骨量也受制于上颌窦气化程度，个体间的差异较大，因此，其大规模临床应用始终受到一定的限制。

（四）穿上颌窦的近中倾斜种植

当上颌窦严重气化时，为了躲避上颌窦，沿上颌窦前壁向近中倾斜的种植体可能不再适用，否则会由于过度偏向近中的穿出位点造成极大的远中悬臂，难以获得预期的修复效果。对于这样的临床情况，如果考虑继续实行 All on 4 设计，则可以使用穿上颌窦的倾斜种植方式。其具体操作如下：从上颌窦侧壁打开上颌窦，剥离上颌窦黏膜的最前端，种植体从剩余牙槽嵴顶植入，穿过上颌窦腔，直至上颌窦前壁和鼻腔骨皮质区域。文献表明，该方案有理想的中远期成功率，但其前提是上颌窦前壁和鼻腔骨皮质之间具有充足的骨量足以锚定种植体，并且建议种植体颈部位置至少保有 4 mm 的剩余垂直骨高度。

五、颌骨外骨锚定技术

（一）穿骨鼻种植（鼻侧壁/鼻甲锚定）

经鼻种植又称鼻旁种植，适用于上颌骨严重萎缩的临床病例。选择直径为 3.5～4.0 mm，长度为 16～25 mm 的种植体在尖牙支柱区域沿着鼻侧壁进行植入，植入路径往往包括下鼻甲、鼻侧壁和上颌骨额突，从而可以轻松获得 40～50 N·cm 的植入扭矩，方便进行即刻负荷。由于此类病例往往存留极度菲薄的剩余牙槽嵴，因此，建议使用细螺纹设计以及根端具有自攻性的种植体进行植入。然而由于需要剥离鼻腔黏膜影响鼻通气，患者治疗过程中不适感较为明显。此外，由于该技术的临床应用较少，其远期预后还需要更多、更长时间的临床验证。

（二）颧种植（颧骨锚定）

最初的穿颧种植由 Brånemark 等在 20 世纪 80 年代研发设计，通过将 1 枚长度为 40～50 mm 的长种植体从牙槽嵴顶水平植入颧骨，利用颧骨区充足的骨皮质可以获得十分理想的初始稳定性和确切的骨整合，从而有效解决了上颌磨牙区垂直骨高度不足的临床难题。1993 年，文献首次报道了颧种植结合自体骨移植实现的前牙区颌骨缺损重建修复，并在 20 年的随访期内仍保持良好的修复学效果。然而，颧种植体手术创伤大，技术敏感性高，且往往需要在静脉麻醉下完成手术，因此在临床上的大规模推广应用尚存在困难。

（三）穿翼种植（蝶腭结合区锚定）

当上颌结节由于骨质、骨量条件无法满足种植体植入时，穿翼种植成为一个消除修复体悬臂的优选项。通过将种植体颈部放置在已经气化的上颌窦腔的远中，然后将种植体根尖向远中腭侧倾斜，固定于上颌骨后缘、腭骨锥突以及蝶骨翼突内板上，种植体可以获得充分的骨皮质固定，从而可以获得理想的初始稳定性和较为确切的远期预后。相较于上述两类颌骨外骨锚定技术，穿翼种植手术创伤最小，技术敏感性相对较低，且已有充分文献证明其长期有效性，因此可以在临床进行大量推广。

　　经由本章讨论，不难发现，尽管上颌磨牙区垂直骨高度不足仍是口腔种植中的常见难题，但目前已有多种治疗方案可供选择，而不同的方案匹配不同的适应证，并各自存在相应的优缺点。具体总结见表1-1。

表1-1　上颌磨牙区垂直骨高度不足时的解决方案

项　　目	手术创伤	手术难度	常规情况下能否即刻负荷	修复体是否有悬臂设计
上颌窦提升	++	++	否	否
垂直骨增量	+++	+++	否	否
短种植体	+	+	否	否
沿上颌窦前壁向近中倾斜的种植体	+	+	是	是
沿上颌窦后壁向远中倾斜的种植体	+	+	否	否
沿上颌窦内侧壁向腭侧倾斜的种植体	+	+	是	是
穿上颌窦的倾斜种植	++	++	是	是
经鼻种植	+++	+++	是	是
颧种植	+++	+++	是	是
穿翼种植	+	++	是	否

　　从表1-1可以看出，相较于其他解决方案，本书着重讨论的翼上颌种植（包含表1-1中的上颌结节种植以及穿翼种植）存在手术创伤小、方便即刻负荷以及完全规避修复体悬臂等诸多临床优点，在适合的临床情况下可以进行推广应用。

参 考 文 献

[1] Agliardi EL, Francetti L, Romeo D, et al. Immediate rehabilitation of the edentulous maxilla: preliminary results of a single-cohort prospective study[J]. Int J Oral Maxillofac Implants, 2009, 24(5): 887–895.

[2] Agliardi EL, Romeo D, Wenger A, et al. Immediate rehabilitation of the posterior maxilla with extensive sinus pneumatization with one axial and one trans-sinus tilted implant: a 3-year clinical report and a classification[J]. J Prosthet Dent, 2015, 113(3): 163–168.

[3] Balshi SF, Wolfinger GJ, Balshi TJ. Analysis of 164 titanium oxide-surface implants in completely edentulous arches for fixed prosthesis anchorage using the pterygomaxillary region[J]. Int J Oral Maxillofac Implants, 2005, 20(6): 946−952.

[4] Balshi TJ, Lee HY, Hernandez RE. The use of pterygomaxillary implants in the partially edentulous patient: a preliminary report[J]. Int J Oral Maxillofac Implants, 1995, 10(1): 89−98.

[5] Balshi TJ, Wolfinger GJ, Balshi SF 2nd. Analysis of 356 pterygomaxillary implants in edentulous arches for fixed prosthesis anchorage[J]. Int J Oral Maxillofac Implants, 1999, 14(3): 398−406.

[6] Balshi TJ, Wolfinger GJ, Slauch RW, et al. Brånemark system implant lengths in the pterygomaxillary region: a retrospective comparison[J]. Implant Dent, 2013, 22(6): 610−612.

[7] Bidra AS, Peña-Cardelles JF, Iverson M. Implants in the pterygoid region: an updated systematic review of modern roughened surface implants[J]. J Prosthodont, 2023, 32(4): 285−291.

[8] Curi MM, Cardoso CL, Ribeiro Kde C. Retrospective study of pterygoid implants in the atrophic posterior maxilla: implant and prosthesis survival rates up to 3 years[J]. Int J Oral Maxillofac Implants, 2015, 30(2): 378−383.

[9] Fernández Valerón J, Fernández Velázquez J. Placement of screw-type implants in the pterygomaxillary-pyramidal region: surgical procedure and preliminary results[J]. Int J Oral Maxillofac Implants, 1997, 12(6): 814−819.

[10] Linkow LL. Maxillary implants: a dynamic approach to oral implantology[M]. Anonymous North Haven, CT: Glarus Publishing, 1977: 109−112.

[11] Mateos L, García-Calderón M, González-Martín M, et al. Inserción de implantes dentalesen la apófisis pterigoides: una alternativa en eltratamiento rehabilitador del maxilar posterior atrófico[J]. Av Periodoncia, 2002, 14(1): 37−45.

[12] Nocini PF, Albanese M, Fior A, et al. Implant placement in the maxillary tuberosity: the Summers' technique performed with modified osteotomes[J]. Clin Oral Implants Res, 2000, 11(3): 273−278.

[13] Ren J, Shu L. Pterygoid Implant-Based "VIV" Design for Rehabilitation of Extreme Maxillary Atrophy[J]. J Craniofac Surg, 2022, 33(7): 2195−2198.

[14] Ridell A, Gröndahl K, Sennerby L. Placement of Brånemark implants in the maxillary tuber region: anatomical considerations, surgical technique and long-term results[J]. Clin Oral Implants Res, 2009, 20(1): 94−98.

[15] Tulasne JF. Implant treatment of missing posterior dentition[M]//Albrektsson T, Zarb GA. Te Branemark osseointegrated implant. Chicago, IL: Quintessence, 1989: 103.

[16] Tulasne JF. Osseointegrated fixtures in the pterygoid region[M]//Worthington P, Branemark PI. Advanced osseointegration surgery: applications in the maxillofacial region. Chicago, IL: Quintessence, 1992: 182−188.

[17] Vila-Biosca M, Marcet-Palau JM, Faura-Sole M. Implantes pterigoideos versus elevación sinusal. Comparación crítica[J]. Arch Odontoestomatol, 1999, 14: 523−535.

[18] Vrielinck L, Politis C, Schepers S, et al. Image-based planning and clinical validation of zygoma and pterygoid implant placement in patients with severe bone atrophy using customized drill guides. Preliminary results from a prospective clinical follow-up study[J]. Int J Oral Maxillofac Surg, 2003, 32(1): 7−14.

第二章
翼上颌区种植中的应用解剖

第一节　翼上颌种植术区的解剖学基础

根据翼上颌种植体穿通的解剖结构不同，翼上颌种植可以分为上颌结节种植、上颌结节-翼板种植以及跨上颌窦翼板种植。在上述三种分类中，上颌结节种植所穿通的解剖结构最少（种植体仅位于上颌结节内），外科操作最为简单，也最容易被临床医师所掌握。对于上颌结节-翼板种植以及跨上颌窦翼板种植来说，其种植路径设计往往需从上颌结节处倾斜植入，最终穿过腭骨锥突，达到蝶骨翼突内板。这一手术路径可以充分利用腭骨锥突和蝶骨翼突的骨皮质进行种植体锚定，从而获得理想的种植体初始稳定性。尽管存在上述优势，但该手术区域毗邻许多重要的解剖结构，存在重要血管和神经损伤的潜在外科风险。此外，由于该手术区域位于患者口腔后方，手术视野较差，存在一定的半盲操作空间，所以熟悉并充分理解相关区域的解剖结构对于提升医师的手术信心、提高种植成功率及减少手术并发症均有着十分重要的意义。本章将就翼上颌种植手术中可能涉及的重要解剖结构进行详细阐述，方便各位读者参考、理解。

一、上颌窦

上颌窦是人体最大的鼻旁窦，其形态基本与上颌骨体一致，可以分为一底、一尖及前、后、上、下四个壁。除了生理性气化以外，对上颌磨牙区的牙齿进行拔除也会导致上颌窦的继发性气化，最终导致上颌窦底的垂直骨高度明显降低，从而无法在该区域进行常规种植体的轴向植入。翼上颌种植术区位于严重气化的上颌窦的远中区域（图2-1）。

二、翼上颌种植术区的骨性结构

（一）上颌结节——骨量相对稳定，骨密度较低

上颌结节为上颌骨后面下部比较粗糙的圆形骨性隆起，位于上颌第二磨牙远中，当上颌第三磨牙阻生或萌出时都可能会占据部分上颌结节，导致该区域可用骨量的明显减少。上颌结节既为翼内肌浅头附着点，又是翼上颌窝的腹侧界限。与上颌磨牙区的牙槽骨相比，上颌结节处所对应的上颌窦窦底位置通常更高，且窦底与牙槽嵴的位置能够保持相对恒定，因此上颌结节区通常有足够的骨量保证种植体的穿入。与此同时，由于该部位常常由表面薄层骨皮质包绕的粗网状松质骨所构成，骨质较疏松，所以在很多临床情况下都难以获得理想的种植体初始稳定性（图2-2）。

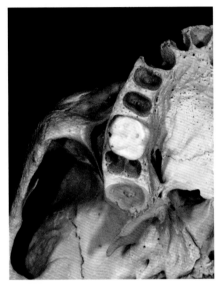

图2-1　翼上颌种植术区的骨性结构（咬合面观，可见同侧上颌窦侧壁开窗）

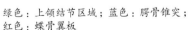

绿色：上颌结节区域；蓝色：腭骨锥突；
红色：蝶骨翼板

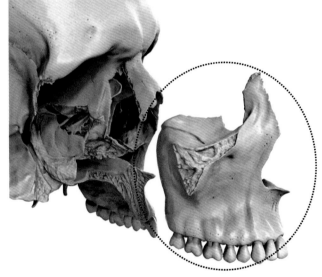

图2-2　上颌结节在上颌骨中的三维位置（侧面观）

绿色：上颌结节

为了提高种植体在上颌结节内的初始稳定性，常见的临床手段是进行差级预备，即通过扩大钻针与种植体直径之间的差值，继而增加种植体与种植窝洞之间的摩擦力。但对于骨密度较低同时合并骨宽度不足的临床情况来说，差级预备所导致的种植体植入过程中的过大植入压力可能会造成局部牙槽骨开裂甚至折断，严重影响种植体的远期预后。因此，在翼上颌区域进行种植设计时，上颌结节的骨质和骨量是极为重要的考量因素。对于过小的上颌结节或者其他可能在备洞、植入过程中造成上颌结节开裂的临床情况，应该慎用翼上颌种植技术。此外，当局部牙槽骨骨密度严重不良时，即便采取了差

级预备，往往也难以获得理想的初始稳定性。在这种情况下，有必要使用更长的种植体，利用蝶腭结合区的骨皮质进行种植体的锚定。

（二）腭骨锥突

腭骨位于上颌骨的后方，为成对的呈"L"形的骨板。其分为水平部与垂直部两部分，水平部构成硬腭后1/4，其外侧缘与上颌骨牙槽突共同构成腭大孔，两侧水平部的内侧缘在中线处相连。垂直部构成鼻腔的后外侧壁，其外侧面有翼腭沟，与上颌体内面和蝶骨翼突前面的沟，围成翼腭管。腭骨锥突位于腭骨的水平部与垂直部连接处。其前壁与上颌结节后壁直接接触，颊腭侧与蝶骨翼突内外板直接相连（图2-3）。

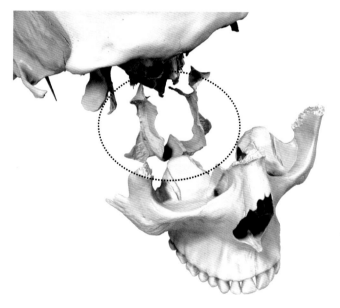

图2-3 腭骨锥突在腭骨中的三维位置（侧面观）

蓝色：腭骨锥突

一项针对韩国人颅骨标本的解剖学研究显示：腭骨锥突位于上颌结节后上方，紧贴上颌骨后壁。其形态为尖向上底在下的三角形。其平均高度为13.1 mm，平均前后径为6.5 mm，平均内外径为9.5 mm。

锥突后面与翼突内外板一同构成翼突窝底。当种植体植入扭矩过大造成锥突/翼板开裂时，种植体有移位至翼突窝（即蝶骨翼突内外板之间的解剖区域）中的风险。若未正确处理，种植体有可能进一步移位至咽旁间隙，后续的取出操作十分复杂。因此，在种植手术设计和操作时必须谨防上述并发症出现。

值得注意的是，锥突下方在贴近翼突内侧板时会形成一个明显凸起的锥突结节。从实体解剖中不难看出，锥突结节近乎位于蝶腭结合区的正下方，因此，该表浅的骨性解剖标志是翼上颌种植中重要的方向指示器，可以十分简单地明确翼上颌种植的颊腭侧倾斜度（图2-4）。

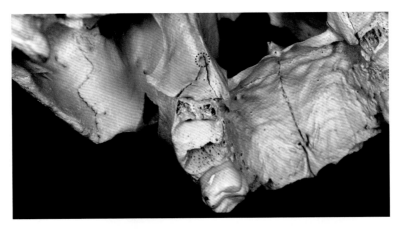

图2-4　腭骨锥突结节与蝶腭结合区的三维位置关系

绿圈：腭骨锥突结节；红圈：蝶腭结合区

（三）蝶骨翼突

蝶骨，形如蝴蝶，是位于前方的额骨、筛骨和后方的颞骨、枕骨之间的骨头。其横向伸展于颅底部，分为体、小翼、大翼和翼突四个部分。蝶骨的翼突由蝶骨本体和蝶骨大翼之间的连接处向下延伸形成。其前方融合，左右分为2个板，翼突外侧板宽而薄，其外侧面朝向前外侧，构成颞下窝的内侧壁，为翼外肌下头的起始处，亦作为上颌神经阻滞麻醉定位的骨性标志。由于翼突外板极度菲薄且附着有大量肌性组织，因此不建议作为翼上颌种植体根尖的锚定点。翼突内侧板窄而长，其骨厚度通常较为理想，且其上方往往无肌肉附着，因此成为翼上颌种植体根尖的理想植入位点。翼突内板下端较尖并弯向外下方，形成翼钩，有腭帆张肌腱呈直角绕过。翼钩作为翼突的重要解剖标志之一，在翼上颌种植手术中也有指导种植方向的作用。翼突内外板之间的切迹由腭骨锥突所充满（图2-5）。

翼突与上颌骨后壁之间的间隙为翼上颌缝，其向上与翼上颌裂相连，而翼上颌裂为翼腭窝的外侧开口。因此，当种植体根尖超过翼上颌裂最上端时，就有损伤翼腭窝中内容物的风险。

Cheung等通过对30名中国人的颅骨模型测量后发现，从上颌结节最低点到翼上颌缝最高点之间的平均距离和最小距离分别为12.1 mm和8.9 mm。因此，对于上颌结节-翼板种植以及跨上颌窦翼板种植来说，需要在术前对相关参数进行精确测量，以免发生难以挽回的外科并发症。

研究发现，蝶骨翼板区域的骨几乎全为密致骨，其骨密度可达到上颌结节区域的2倍以上。在翼突内外板与腭骨锥突的交界处平均骨厚度可达6 mm，若种植体以30°～45°的角度穿过此区域，则可以保证8～9 mm的种植体长度位于密致骨内，足以为种植体提供良好的初期稳定性。更有意思的是，由于翼板区域一直受到翼内外肌的拉力，其局部区域的骨密度非但不随年龄增长而降低，反而在逐步增加，这对于在高龄患

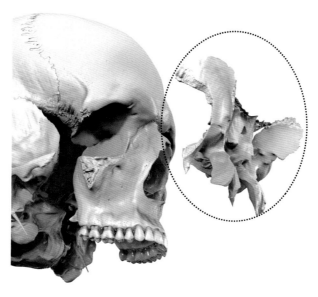

图2-5 蝶骨翼突在蝶骨中的三维位置（侧面观）

红色代表蝶骨翼突，可见相较于翼突内板，翼突外板的骨板厚度十分菲薄

者中开展翼上颌种植手术提供了理论基础。

（四）上颌结节、腭骨锥突、蝶骨翼突的三维位置关系

腭骨锥突位于上颌结节和蝶骨翼突之间，其前壁与上颌结节后壁直接接触，颊腭侧与蝶骨翼突内外板直接相连。相较于上颌结节，腭骨锥突与蝶骨翼突均位于其后内上方区域（图2-6至图2-8）。

在整个翼上颌区域中，蝶腭突交界处是密质骨最厚的部分，其平均骨厚度约为6 mm。若种植体以30°～45°的倾斜角度植入该区域，则可以获得8～9 mm的骨皮质固位，从而可以轻松获得理想的初始稳定性。当上颌结节发育正常且未出现严重吸收

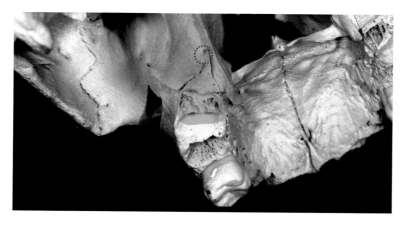

图2-6 上颌结节、腭骨锥突、蝶骨翼突的三维位置关系（后面观）

蝶腭突交界处（红色虚线圈）

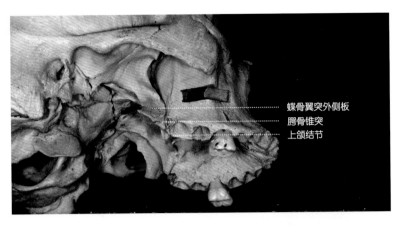

图2-7　上颌结节、腭骨锥突、蝶骨翼突的三维位置关系（侧面观）
蝶腭突交界处（红色虚线圈）位于上颌结节的上方

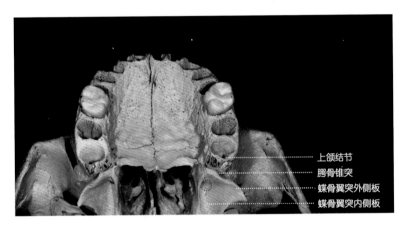

图2-8　上颌结节、腭骨锥突、蝶骨翼突的三维位置关系（后面观）
蝶腭突交界处（红色虚线圈）位于上颌结节偏腭侧

时，从矢状面观察，蝶腭突交界处大约位于下颌结节最低点上方约15 mm；而从冠状面观察，该点大约位于上颌磨牙区牙槽嵴中心内侧3 ~ 4 mm，因此，翼上颌种植体的整体植入方向应该是向远中向腭侧倾斜。

对于种植体的植入角度来说，不同学者有着不同的临床建议。从种植体的近远中倾斜度来看，以Frankfort平面作为参考，该倾斜度从45°到74°均有报道。而从种植体的颊腭侧倾斜度来看，以矢状面作为参考，文献报道的腭侧倾斜范围常常位于6° ~ 12°。

尽管存在上述统计学数据，但任何一名患者的种植植入角度都应该根据植入点位置以及局部解剖形态进行个性化设计，具体的设计方法将在本章后续内容详细讨论。

三、知名血管

与翼上颌种植术区密切联系的重要血管包括上颌动脉、腭降动脉、腭大动脉等。在该术区任何知名动脉的损伤都有可能导致灾难性后果。因此熟悉和掌握相关动脉的走行和位置，对于减少手术医师的恐惧以及控制可能出现的手术并发症至关重要。

上颌动脉：上颌动脉由颈外动脉在下颌颈附近发出，是颈外动脉的最大终支。其按位置可分为3段：第1段在下颌颈的内侧；第2段在翼内、外肌之间；第3段在翼腭窝内。其中，与翼上颌区相关的种植主要是上颌动脉的翼腭窝段。翼腭窝位于颞下窝前内侧，上颌窦后壁与翼突之间，为一狭窄的骨性间隙，是许多神经血管的重要通道。翼腭窝的形态类似一个底朝上的四棱锥，其外侧开口为翼上颌裂，上颌动脉即从翼上颌裂进入翼腭窝中。研究发现，上颌动脉大约从翼上颌裂最低点上方10 mm进入翼腭窝。为了避免损伤上颌动脉和翼腭窝内容物，在翼上颌区域进行种植手术时，种植体的根尖不应超过翼上颌裂的最低点。

腭降动脉：腭降动脉是上颌动脉在刚进入翼腭窝时发出的一个分支，其走行于翼腭管内，并逐渐向前下内延伸为腭大动脉和腭小动脉。若手术过程中不慎损伤翼腭管，则极有可能损伤腭降动脉，造成难以控制的动脉性出血，危害患者的生命安全。研究发现，腭降动脉的走行相较于矢状面呈腭侧倾斜约40°左右。因此，为了避免翼腭管的损伤，种植体的腭侧倾斜度不能过大。

腭大动脉/腭小动脉：腭大动脉由腭降动脉延伸而来，开口于腭大孔。腭小动脉为腭降动脉的分支，于腭小孔开口于上颌骨。腭大动脉/腭小动脉主要营养硬软腭、上颌牙龈、腭扁桃体以及咽壁等区域组织。与腭降动脉相比，腭大动脉和腭小动脉的位置相对表浅，在翼上颌手术中损伤的风险较小。

除了上述血管以外，在翼上颌区种植术区还走行有上牙槽后动脉和翼丛静脉等，但这些血管的受损往往出现在麻醉过程中，且几乎不会造成难以控制的严重后果。因此，本章对上述结构不再进行赘述（图2-9）。

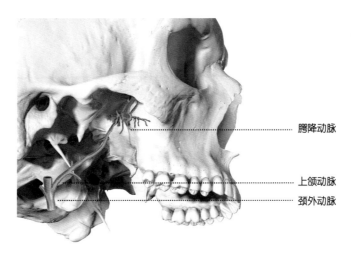

腭降动脉

上颌动脉

颈外动脉

图2-9　翼上颌种植术区知名血管的分布及走行（侧面观）

绿色区域：翼上颌裂

四、神经

翼上颌种植术区中的神经主要包括翼腭窝中的上颌神经及蝶腭神经，翼腭管内的腭神经以及腭大管和腭小管中的腭大神经、腭小神经。

腭大神经：腭大神经自翼腭窝起自上颌神经，与腭大动脉并行，走行于翼腭管及腭大管内。当从腭大孔发出后，腭大神经主要分布于腭侧的咀嚼黏膜。

腭小神经：腭小神经从腭小管发出后主要分布于软腭黏膜，并且同时支配该区域的小唾液腺。此外，一些学者还观察到，腭小神经的运动纤维可以支配悬雍垂肌，并且协助支配腭帆张肌及腭咽肌。

种植术中的神经损伤会造成持续性疼痛以及局部感觉、运动的异常。考虑到重要神经与相关血管的伴行关系，在设计种植体避开相关重要血管的同时，就能有效规避相应的神经损伤风险。

五、肌性结构

与翼上颌种植术区直接相关的肌性结构主要是翼内肌和翼外肌，在种植体设计和植入过程中，应尽量减少手术对肌肉的创伤，以免造成出血或者肌肉功能异常。

翼内肌：翼内肌是主要的闭口肌群之一，由浅头和深头构成。其中浅头起于上颌结节的后侧及腭骨锥突，而深头起至翼外板的内面及翼突窝，并均止于下颌升支内侧接近下颌角的翼肌粗隆（图2-10）。

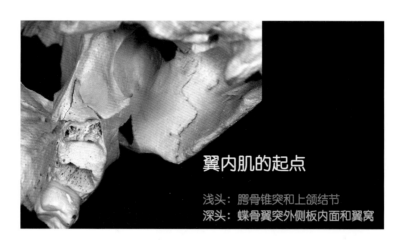

图2-10　翼内肌在翼上颌种植区域的附着

翼外肌：翼外肌是引导下颌前伸运动的主要肌群，当单侧翼外肌收缩时，则会导致下颌骨向对侧运动。翼外肌由上头和下头两部分构成，其中上头起于蝶骨大翼以及翼外板外面的上1/3处；下头起于翼外板外面的下2/3处；并最终止于颞下颌关节翼肌窝、关节囊和关节盘（图2-11）。

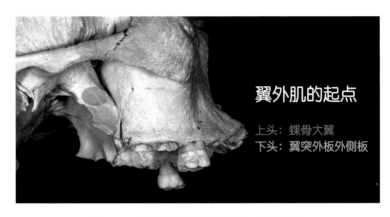

图2-11 翼外肌在翼上颌种植区域的附着

　　由上述肌肉的走行不难看出，当种植体的根尖植入翼突外板时，会对翼内肌和翼外肌均造成损伤。因此，为了减少植入过程中的肌肉损伤，种植体应稍偏向内侧植入，使种植体根尖位于蝶腭结合区抑或是翼内板上（图2-12）。

　　当在种植窝洞预备时不慎损伤局部肌肉可能造成局部一过性出血量增加，这种情况可以通过植入种植体轻松解决。尽管有文献报道因局部肌肉损伤导致的暂时性咀嚼肌功能异常，但笔者尚未在自己的病例中观察到上述现象发生。但无论如何，医师还是应该尽量减少操作对肌肉的损伤，以防出现相关并发症。最佳的策略即是在植入过程中保证理想的种植体三维位置，并且尽可能不要完全穿透蝶腭结合区骨板（图2-13）。

　　值得注意的是，由于年龄、性别、口腔状况的不同，有必要在术前对每名患者进行

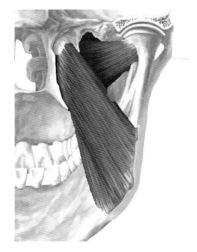

图2-12 翼内肌、翼外肌在翼上颌种植区域的走行（后面观）

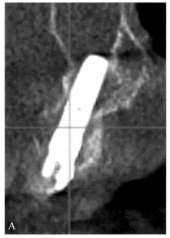
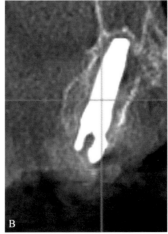

图2-13 种植体根尖与蝶腭结合区骨皮质板的关系

A.种植体根尖稍突破蝶腭结合区骨皮质（可以获得最大限度的骨皮质锚定）。B.种植体根尖未突破蝶腭结合区骨皮质（可以完全避免种植体对咀嚼肌的损伤）

精确的解剖学评估，以获得最佳的植入角度和种植体选择。

第二节　基于解剖学原理的翼上颌种植设计

　　在进行翼上颌种植设计时，维持种植体颈部充足的上颌结节骨包绕以及根尖区充足的骨皮质固位是设计过程中的核心目标。在该目标上，可以根据患者个性化的解剖条件选择合适的植入角度，并在可能的情况下尽可能保持较小的倾斜角度以利于后期修复。但是在实际临床工作中，由于手术误差的存在，种植体的植入位点往往会与术前设计存在各个方向的偏斜。当手术误差控制在一定范围内，通常也能获得理想的种植成功率。

　　为了维持种植体颈部充足的上颌结节骨包绕，种植体颈部位置不应出现过大偏差，否则会导致窝洞预备后颊侧骨宽度不足或者远中剩余骨量不足，而这可能会造成种植体植入过程中颊侧骨板或远中骨板的开裂甚至脱落。为了尽可能减少上述并发症的出现，建议在术前规划手术方案时以及窝洞预备完成后均对窝洞颊侧及远中剩余骨板厚度进行仔细评估。笔者建议，尽可能保证窝洞颊侧剩余骨板厚度≥3 mm，保证窝洞远中剩余骨板厚度≥5 mm（图2-14）。

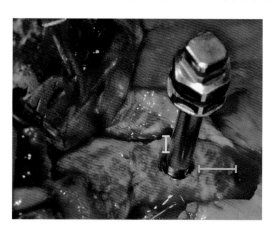

图2-14　种植体植入后，种植体颊侧及远中需要保留足够的剩余骨板厚度

黄线为颊侧骨板厚度；绿线为远中骨板厚度

　　为了确保种植体根尖区充足的骨皮质固位，种植体根尖的最佳位置应当位于腭骨锥突与蝶骨翼突的结合区。若种植体根尖偏离该位点，不仅可能会影响种植体初始稳定性的获得，还有可能出现相关解剖风险。

　　若种植体根尖过度靠上（即远离咬合平面），高于翼上颌裂下缘，则可能会导致翼腭窝中的内容物受损。

　　若种植体根尖过度靠下（即接近咬合平面），低于腭骨锥突下缘，则可能会导致种植体根尖无法获得骨皮质固位，种植体往往难以获得理想的初始稳定性，甚至可能会脱落致咽旁间隙内（图2-15至图2-17）。

　　若种植体根尖过度偏向腭侧，则可能会损伤腭降动脉，造成难以控制的术中出血。

　　若种植体根尖偏向颊侧，则可能穿入翼突外板，由于翼突外板十分菲薄，种植体植入可能会造成骨板开裂，最终导致种植体初始稳定性不良，种植体可能会脱落至翼突窝内（图2-18至图2-20）。

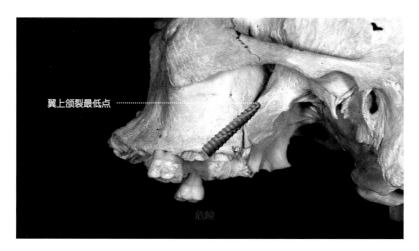

图2-15　翼上颌种植根尖上界不应超过翼上颌裂最低点

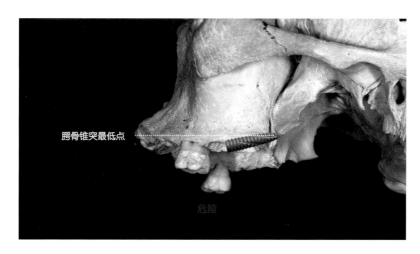

图2-16　翼上颌种植根尖下界不应低于腭骨锥突最低点

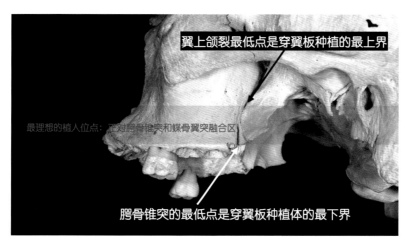

图2-17　翼上颌种植根尖的上下界限

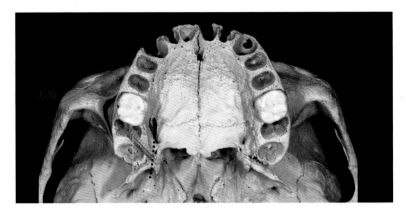

图2-18 翼上颌种植根尖不应过度偏向腭侧

绿线为上颌磨牙区牙槽骨在水平面上的延长线；红线为种植体的倾斜角度过度偏向腭侧；紫线为腭降动脉在水平面上的投影

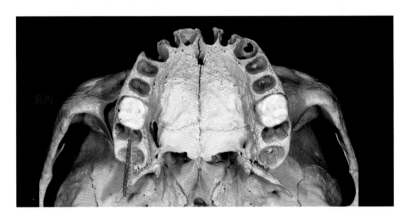

图2-19 翼上颌种植根尖不应过度偏向颊侧

绿线为上颌磨牙区牙槽骨在水平面上的延长线；红线为种植体的倾斜角度过度偏向颊侧

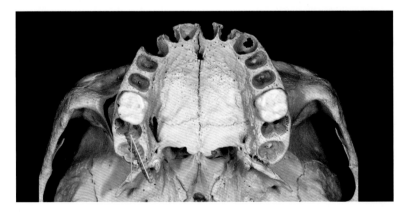

图2-20 翼上颌种植根尖在颊腭向的理想倾斜角度

绿线为上颌磨牙区牙槽骨在水平面上的延长线；黄线为理想的种植体倾斜角度；种植体投影刚好位于腭骨锥突结节位置

第三节　基于锥形束CT的翼上颌种植手术设计

在充分熟悉上述解剖内容后，读者应该学会在锥形束CT（cone beam computed tomography, CBCT）中进行解剖位点的辨认，从而方便进行种植设计。再次强调，由于蝶骨翼突和腭骨锥突难以在CBCT中进行区分，因而在种植设计中往往将其作为一个整体解剖结构进行测量和分析。

一、在CBCT中辨认与翼上颌种植相关的解剖结构

将获取的患者CBCT原始数据导入种植设计软件中，按照患者上颌牙弓曲线进行人工标记（注意标记范围超过双侧翼板区）（图2-21）。随后，患者的CBCT数据会按照描记的曲线拟重建出一个虚拟全景图像（图2-22）。在此基础上，笔者建议首先从横截面对翼上颌种植术区的相关解剖结构进行观察（图2-23），并测量蝶腭结合区的颊腭侧宽度（图2-24），以确保该术区满足种植体的植入条件。

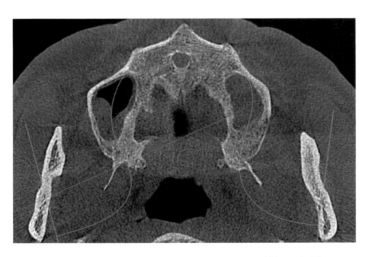

图2-21　在种植设计软件中对患者的CBCT数据进行描记

二、基于CBCT的翼上颌种植手术设计

在辨认完相关解剖结构后，常规的翼上颌种植设计过程如下：首先，在模拟植入软件中标记腭降动脉走行，随后以上颌第二磨牙牙槽嵴顶为优先设计的植入位点进行种植设计，以远中倾斜45°（此时种植体与Frankfort平面约呈55°夹角）放置种植体，并且调整种植体的颊腭侧倾斜度，以期种植体根尖刚好触碰到翼突内板，并确保种植体与腭降动脉之间保持 > 3 mm的安全距离（图2-25）。

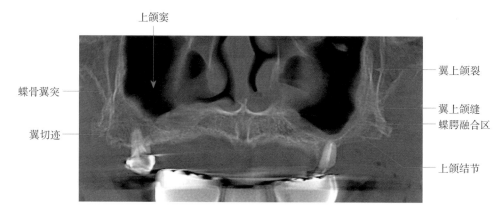

上颌窦

蝶骨翼突

翼切迹

翼上颌裂

翼上颌缝
蝶腭融合区

上颌结节

图 2-22　由 CBCT 拟合的全景图像

注意在图像中辨认相关解剖结构

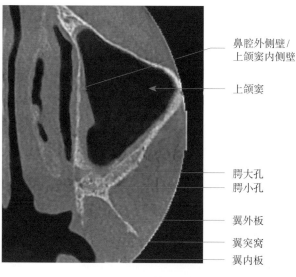

鼻腔外侧壁/
上颌窦内侧壁

上颌窦

腭大孔
腭小孔

翼外板
翼突窝
翼内板

图 2-23　CBCT 数据的横截面观

注意在图像中辨认相关解剖结构

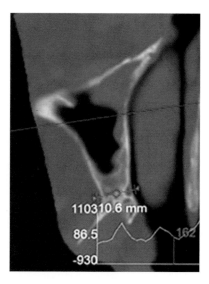

图 2-24　从 CBCT 横截面测量蝶腭
结合区的颊腭侧骨宽度

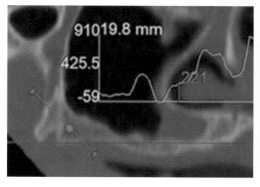

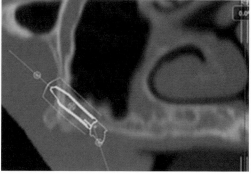

图 2-25　翼上颌种植的初始设计

　　设计完成之后，记录好种植体的长度以及近远中/颊腭侧倾斜角度，以便临床实践（图2-26至图2-31）。

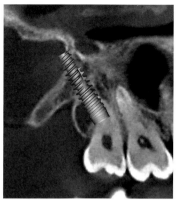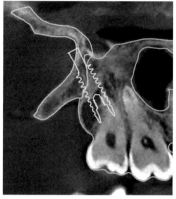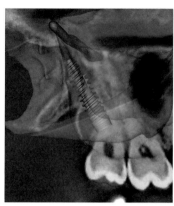

图2-26　翼上颌种植的设计图（二维，颊侧观）

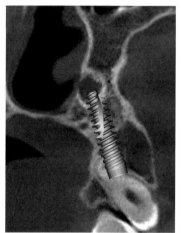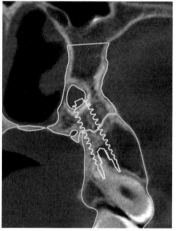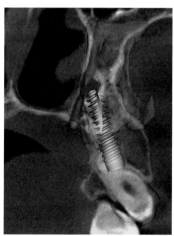

图2-27　翼上颌种植的设计图（二维，后面观）

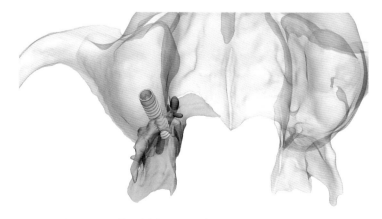

图2-28　翼上颌种植的设计图（三维，咬合面观）

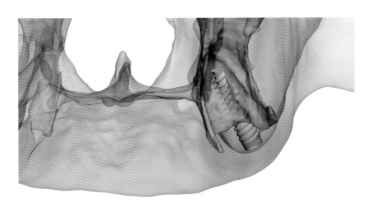

图2-29　翼上颌种植的设计图（三维，后面观）

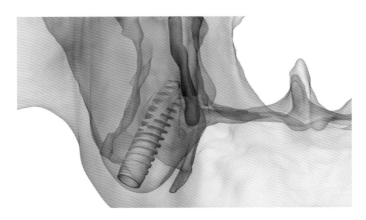

图2-30　翼上颌种植的设计图（三维，前面观）

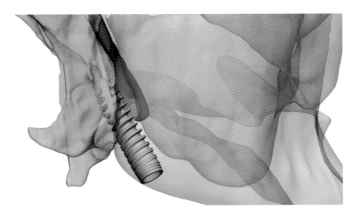

图2-31　翼上颌种植的设计图（三维，颊侧面观）

若在该设计过程中出现了种植体穿通上颌窦的临床情况，可以考虑适当增加种植体的远中倾斜度，但需要确保种植体的倾斜度不要过大［通常不建议超过60°（此时种植体与Frankfort平面约呈70°夹角）］；或者稍往远中移动种植体颈部位置，前提是保证种植体远中尚有足够的骨宽度。对于上颌结节严重吸收的临床病例，应该考虑缩短种植体的长度，防止种植体根尖过度偏上，损伤重要的解剖结构；而当种植体颈部位置移动至更偏颊侧的位置时，则应该适当增加种植体的腭侧倾斜度。

在充分掌握翼上颌种植的解剖学基础后，笔者将针对不同临床情况，依据翼上颌种植体穿通的解剖结构对翼上颌种植体进行分类，以指导读者做出最佳临床决策。

参 考 文 献

[1] Apinhasmit W, Chompoopong S, Methathrathip D, et al. Clinical anatomy of the posterior maxilla pertaining to Le Fort I osteotomy in Thais[J]. Clin Anat, 2005, 18(5): 323−329.

[2] Araujo RZ, Santiago Júnior JF, Cardoso CL, et al. Clinical outcomes of pterygoid implants: systematic review and meta-analysis[J]. J Craniomaxillofac Surg, 2019, 47(4): 651−660.

[3] Balshi TJ, Wolfinger GJ, Balshi SF 2nd. Analysis of 356 pterygomaxillary implants in edentulous arches for fixed prosthesis anchorage[J]. Int J Oral Maxillofac Implants, 1999, 14(3): 398−406.

[4] Cheung LK, Fung SC, Li T, et al. Posterior maxillary anatomy: implications for Le Fort I osteotomy[J]. Int J Oral Maxillofac Surg, 1998, 27(5): 346−351.

[5] Graves SL. The pterygoid plate implant: a solution for restoring the posterior maxilla[J]. Int J Periodontics Restorative Dent, 1994, 14(6): 512−523.

[6] Lee SP, Paik KS, Kim MK. Anatomical study of the pyramidal process of the palatine bone in relation to implant placement in the posterior maxilla[J]. J Oral Rehabil, 2001, 28(2): 125−132.

[7] Moreira-Júnior R, Jesus MFS, Araujo RZ, et al. Anatomical and radiological approach to pterygoid implants in atrophic maxilla: a cross-sectional study of 360 cone beam computed tomography examinations[J]. Oral Surg, 2023, 16(1): 69−76.

[8] Sato H, Kawamura A, Yamaguchi M, et al. Relationship between masticatory function and internal structure of the mandible based on computed tomography findings[J]. Am J Orthod Dentofacial Orthop, 2005, 128(6): 766−773.

第三章
翼上颌种植的分类及设计要点

第一节　翼上颌种植的分类

本书的读者应当谨记，在翼上颌区域进行种植体植入的目的不是将种植体植入某个特定的解剖结构，而是为了尽可能充分利用该区域相对稳定的骨质骨量条件来维持种植体理想的初始稳定性并且获得充足的种植体-骨整合面积。因此，患者不同的解剖学特点往往适宜不同的种植方案设计，为了方便讨论以及指导种植设计，本章以种植体所穿通的解剖结构对翼上颌种植进行了分类，其具体如下。

（1）第一类：上颌结节种植。上颌结节提供足够的种植体初始稳定性，种植体完全位于上颌结节内部。尽管已有在上颌全牙弓修复中使用短种植体进行即刻负荷的成功报道，但目前绝大多数学者都推荐至少选择10 mm长度的种植体完成即刻负荷，以获得更可预期的成功率。因此，本书中所讨论的上颌结节种植体特指长度≥10 mm的种植体。

（2）第二类：上颌结节-翼板种植。种植体颈部被上颌结节完全包绕，种植体根方植入翼上颌区的骨皮质（蝶腭结合区）中，从而获得理想的种植体初始稳定性。种植体的植入路径不侵入上颌窦腔。

（3）第三类：跨上颌窦翼板种植。上颌结节不能提供种植体颈部足够的骨包绕，种植体需要侵入上颌窦，才能将根尖植入蝶腭结合区。由于往往不会在此种手术中进行上颌窦黏膜的剥离，扩孔钻以及种植体势必会直接造成上颌窦黏膜完整性的破坏，从而可能会导致潜在的上颌窦炎等相关并发症。此外，该型手术因为缺乏上颌结节对钻针扩孔方向的限制，扩孔的难度会显著增加，要求手术医师有足够的控制钻针的能力以及娴熟的备洞技巧。值得注意的是，对于某些本应归为第二类的翼上颌种植（即上颌结节-翼板种植体），可能会因为手术医师在手术操作过程中不恰当的近远中倾斜度或者定点位置而意外转变成此类型。因此，对于上颌结节形态异常或体积受限的临床情况，术者应当进行详尽的术前评估和方案设计，必要时可以借助数字化手段完成种植体植入。

第二节　不同分类中种植方案设计和外科手术考量

由于上颌结节的骨质往往极度疏松，为了预防种植体植入后上颌结节远中开裂，笔者建议预备完成后的种植窝洞远中至少保留5 mm的剩余骨量并且防止植入过程中过度的骨挤压。因此在种植定点时，定点位置应该最少位于上颌结节最后点近中约8 mm左右。在骨条件允许的情况下，种植体的植入位点应该尽量接近上颌第二磨牙位置，以方便修复操作，以下讨论基于上述前提展开。

一、第一类：上颌结节种植

当上颌结节的骨质骨量均理想时，可以直接进行种植体植入，而不需要与蝶骨翼板、腭骨锥突甚至上颌窦接触。毫无疑问，在所有类型的翼上颌种植中，上颌结节种植的操作难度最小，手术风险最低，也最容易被初学医师所掌握。

但与常规种植设计不同的是，在进行上颌结节区种植时，相较于轴向种植，笔者更建议选择倾斜植入（种植体根尖稍偏远中，稍偏腭侧），后期选择角度复合基台进行修复（根据种植体倾斜角度选择合适的复合基台，尽可能保证复合基台的穿出角度与近中种植体轴向平行或使纠正后的修复角度稍微近中颊侧倾斜，以减小修复操作难度）（图3-1）。

选择倾斜植入具有以下优势：

（1）通过向远中及腭侧倾斜种植，可以在该术区使用更长的种植体，从而更容易获得理想的种植体初始稳定性，有利于即刻负荷的实现。

（2）通过向远中倾斜种植，可以使种植体的颈部位置向近中移动，这可以有效保持种植体颈部远中的剩余骨量，防止种植体窝洞预备过程中以及种植体植入过程中的上颌结节远中牙槽骨开裂。此外，修复位点的近中移动可以减小前后植体之间的桥体跨度，减少由于桥体跨度过大可能导致的桥体折断以及相应的机械并发症，又可以方便患者的日常护理。

（3）通过向远中及腭侧倾斜种植，可以极大减少对患者开口度的要求，避免因患者开口度不足干扰扩孔钻的扩孔方向以及减弱冷却效果，尤其是在导板手术中。同时，这一植入轴向也大大减小了修复时的操作难度。

尽管倾斜植入在上颌结节区的种植治疗中有着上述诸多优势，但该倾斜角度也不应当过大，以免造成后期修复的困难（过大的倾斜角度可能导致使用复合基台也难以纠正种植体之间的平行度差异）以及可能的生物力学风险。为了尽可能规避上述风险，笔者

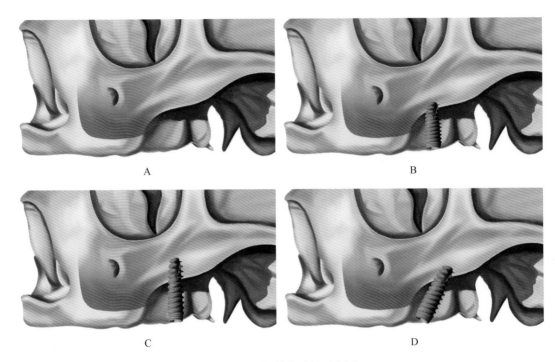

图3-1 上颌结节种植示意图

A. 术前状态：上颌结节骨质骨量均理想。B. 从理想的种植体颈部位置轴向植入，种植体的长度受到解剖条件所限制，难以获得理想的初始稳定性。C. 种植体颈部位置过度偏向远中会导致种植体远中剩余骨量不足，在种植体植入过程中可能会导致远中骨开裂，此种植体颈部位置也会导致种植体修复及维护的困难。D. 种植体从理想的种植体颈部位置向远中倾斜植入，有助于使用较长的种植体获得理想的初始稳定性，并减少术中对患者开口度的要求

建议上颌结节种植体远中的倾斜角度不应该超过60°（此时种植体与Frankfort平面约呈70°夹角）（图3-2）。

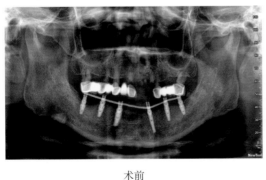
术前

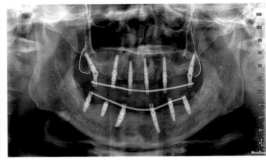
术后

图3-2 上颌结节种植临床案例

红线为上颌窦边界；绿线为上颌骨后缘边界

为了获得理想的种植体初始稳定性，并且尽可能实现即刻负荷的临床需求，笔者建议选择的种植体长度应当≥10 mm，而种植体的直径应当≥4 mm。

当上颌结节的骨量无法满足理想倾斜角度下的种植体包绕，抑或是上颌结节区骨密度严重不良无法保证种植体初始稳定性时，应该考虑放弃上颌结节种植，采用其他种植方案设计。

主编建议：

　　对于上颌结节区轻度骨质疏松的临床情况，通过使用差级备洞配合上颌窦后壁的骨皮质锚定，即可获得满意的种植体初始稳定性，而无须选择更长的种植体进行翼板锚定设计。

二、第二类：上颌结节-翼板种植

当上颌结节区骨量不足以容纳理想长度的种植体或者上颌结节区域骨密度较低时，种植体根尖需要进入上颌翼板区（包括腭骨锥突、蝶骨翼板）以获得理想的初始稳定性。

（1）第二类1分类：上颌结节区骨量理想，骨密度较差——以种植体颈部位置为优先考量要素。

对于这类临床情况，由于上颌结节区骨量较为理想，种植体的三维位置设计较为自由。建议将种植体颈部设计至上颌第二磨牙位点，以方便后续的修复操作。以远中倾斜45°作为理想倾斜角度进行种植方向的初始设计（此时种植体与Frankfort平面约呈55°夹角），随后微调种植体的倾斜方向以尽可能将种植体根尖从翼突内外板与腭骨锥突的交界处穿出，以获得充足的骨皮质锚定，从而确保理想的初始稳定性（图3-3和图3-4）。

（2）第二类2分类：上颌结节骨量不足，从上颌第二磨牙位置植入会导致种植体穿通上颌窦——上颌窦的完整性优先。

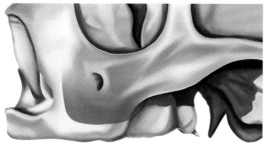 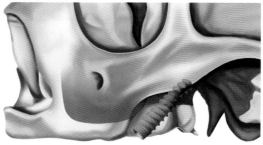

A　　　　　　　　　　　　　　　B

图3-3　上颌结节-翼板种植示意图

上颌结节区骨量理想，骨密度较差。A. 术前状态：上颌结节骨量充足，骨质较为疏松。B. 选择理想长度的种植体，种植体植入点位于上颌第二磨牙位置，并将种植体根尖植入翼突内外板与腭骨锥突的交界处，以获得理想的初始稳定性

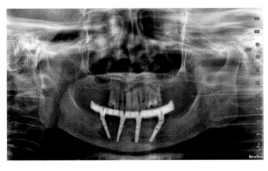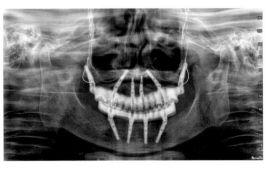

术前   术后

图3-4　上颌结节-翼板种植临床案例

红线为上颌窦边界；绿线为上颌骨后缘边界

在这种临床情况下，种植体的植入位置和方向与上颌结节的形态密切相关。在该区进行种植设计时应优先维持上颌窦腔的完整性，在此基础上选择合适的种植体颈部位置以及根尖位置，并尽可能保证种植体的颈部位置不过度偏向远中，以确保种植体远中有足够宽度的骨包绕。当种植体颈部往远中移动时，种植体的长度及倾斜度也应该相应减小。当上颌结节体积进一步缩小时，应该考虑第三类手术方式，即跨上颌窦翼板种植（图3-5和图3-6）。

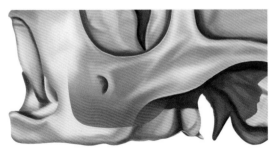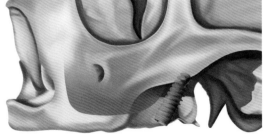

A   B

图3-5　上颌结节-翼板种植示意图

上颌结节骨量不足。A. 术前状态：上颌结节骨量不足。B. 种植体在设计时往往需要平衡种植体的颈部位置以及种植体倾斜度，从而保证上颌结节的完整性并规避上颌窦

主编建议：

在此类种植设计中，由于种植体的倾斜度加大，在保证同样的种植体颈部位置时，种植体根尖在翼板区的定位必定会向下移动，此时应当尤其注意种植体的根尖不能太过接近腭骨锥突下缘，以防造成锥突骨折或种植体脱落入翼腭窝。

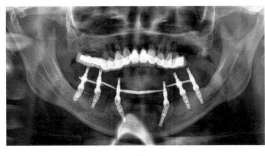

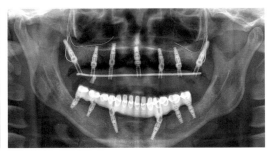

术前　　　　　　　　　　　　　　　　　　　　　术后

图3-6　上颌结节-翼板种植临床案例

红线为上颌窦边界；绿线为上颌骨后缘边界；由于翼上颌种植体的倾斜度减小，选择了直角复合基台完成修复

三、第三类：跨上颌窦翼板种植体

当上颌结节极度萎缩无法保证种植体的完全包绕时，种植体在穿入上颌翼板区的过程中必须侵入上颌窦。此时种植体的位置选择和角度设计更加自由，但在此种临床情况下，上颌结节对种植体初始稳定性的贡献很小，种植体的根尖应当尽量精确进入蝶腭结合区域以获得最大限度的骨皮质锚定。同时为了方便修复，种植体的倾斜角度也不能过大［倾斜角度建议不超过45°（即种植体与Frankfort平面夹角＜55°）］。相较于前两种类型，此类种植方式技术敏感性更高，手术创伤更大，文献记录也更少，最终的效果也需要更长时间的临床观察，因此应谨慎使用。笔者建议对于该类翼上颌种植，应尽量选择在数字化辅助下完成外科手术，以确保理想的种植体三维位置。

对于这类跨上颌窦翼板种植体手术来说，为了遵循"不植骨"的手术理念以及尽可能缩短手术时间、减小手术创伤，往往在术中不会通过侧壁开窗对上颌窦黏膜进行剥离，而是直接进行种植窝洞预备以及种植体的植入。因此，该手术势必会造成上颌窦黏膜完整性的破坏。毫无疑问，上颌窦黏膜完整性的破坏有潜在导致上颌窦炎症或感染的风险。上述风险是否会对跨上颌窦翼板种植体的长期存留造成负面影响值得进一步研究和探讨。

值得注意的是，上颌结节-翼板种植可能会由于定点偏差或者植入角度不良，意外转变为此类型（图3-7至图3-9）。

> **主编建议：**
>
> 尽管目前尚无明确文献支持，但在此类种植设计中，笔者建议至少应该保证种植体颈部区域≥4 mm的垂直骨包绕，以方便咬合力的传导以及预防种植体失败后的窦口瘘发生。若无法满足足够的种植体颈部的骨包绕，建议放弃翼上颌种植，考虑骨增量技术或其他倾斜种植技术。

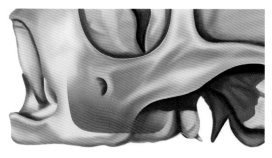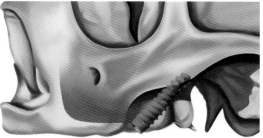

A   B

图3-7 跨上颌窦翼板种植示意图

上颌结节骨量严重不足。A. 术前状态：上颌结节骨量严重不足。B. 为了保证上颌结节的完整性以及种植体根尖的位置，种植体需要部分侵入上颌窦腔

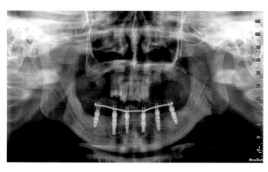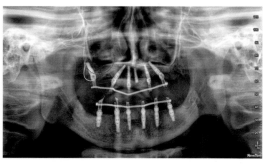

术前   术后

图3-8 跨上颌窦翼板种植临床案例

红线为上颌窦边界；绿线为上颌骨后缘边界

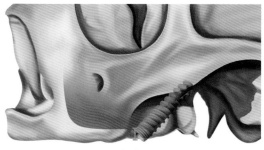

≥4 mm

图3-9 跨上颌窦翼板种植示意图

上颌结节骨量严重不足。为了保证跨上颌窦翼板种植的长期稳定性，建议种植体颈部位置至少保留≥4 mm剩余垂直骨高度

第三节 跨上颌窦翼板种植体植入后的上颌窦反应

与上颌结节种植体及上颌结节-翼板种植体不同，跨上颌窦翼板种植体由于需要侵

入上颌窦腔，且往往不会通过侧壁开窗抬起上颌窦黏膜，因此，该手术势必会造成上颌窦黏膜完整性的破坏。然而，鲜有文献报道跨上颌窦翼板种植体植入后的上颌窦反应，跨上颌窦翼板种植体造成的上颌窦黏膜破坏是否会对种植体的长期存留造成不利影响值得进一步研究。本节笔者就其他侵入上颌窦内的种植体所可能引起的上颌窦相关反应进行讨论总结，以便于读者参考。

一、上颌窦的生理和病理

通常认为，健康的上颌窦可以通过分泌黏液将上颌窦内的异物（包括致病微生物、环境污染物等）进行包裹，随后借助窦膜纤毛的运动，将其通过窦口排出引流到上颌窦外，从而可以有效抑制相关鼻窦炎的发生。当上颌窦内的黏液分泌异常、纤毛运动受到破坏或是上颌窦口被堵塞，抑或是患者局部或全身系统性免疫功能异常时，则极有可能会引发急慢性上颌窦炎。

急性上颌窦炎的主要临床表现为化脓性的鼻腔分泌物伴堵塞性鼻充血、鼻塞，并常伴有上颌窦区域肿胀压痛、面部疼痛以及头痛。当急性上颌窦炎症迁延不愈（病程>8周）时，其可以转变为慢性上颌窦炎。除了急性上颌窦炎的常见症状，慢性上颌窦炎还可能会出现嗅觉减退的症状，严重影响患者的生活质量。

因此，若种植手术造成了患者急慢性上颌窦炎的发生，即便种植体获得了理想的骨整合，其也不能被称为成功的种植。

二、种植体侵入上颌窦腔引发急慢性上颌窦炎的可能发病机制

当跨上颌窦穿翼板种植体在植入过程中破坏了上颌窦黏膜的完整性，并暴露在上颌窦腔内时，其潜在引发上颌窦炎症的发病机制主要有以下三种可能。

（1）备洞以及种植体植入过程中的窦膜撕裂导致局部的出血和炎症反应，血凝块和水肿的窦黏膜可能会堵塞上颌窦窦口，导致急性上颌窦炎症的发生。若上颌窦腔内本来存在明显的上颌窦膜增厚或是上颌窦囊肿，则发生急性上颌窦炎的可能性会显著增加。若急性上颌窦炎症未能及时有效干预，则有可能迁延为慢性上颌窦炎。

（2）种植体作为窦腔内的异物可能会引发周围黏膜的炎症反应以及继发的上颌窦炎症。此外，种植体常为钛及钛合金材质，在植入体内后会不断释放钛离子，钛离子可能诱发局部免疫反应，从而导致慢性上颌窦炎症。为了尽可能减少钛离子的释放，种植体的植入扭矩不应该过大。

（3）种植体颈部的骨吸收会造成口腔上颌窦穿通，从而导致口内异物及细菌进入上颌窦腔内，导致后续上颌窦炎症的出现。由窦口瘘造成的上颌窦炎症往往难以处理，并且对种植体的存留造成严重负面影响。因此应当尽可能预防此类情况的发生。笔者认为，保证种植体颈部有 > 4 mm 的垂直骨高度是预防该并发症发生的有效方法。

尽管有上述多种可能的发病机制存在，但事实上尚无确切文献研究跨上颌窦翼板种

植体直接穿破窦膜对上颌窦健康的影响以及该类种植体的远期预后。为了指导跨上颌窦翼板种植的临床应用，下文将通过回顾相关的文献，讨论各类型种植体穿破上颌窦黏膜后的临床预后以及常见并发症，以供读者参考。

三、不同类型种植体穿破上颌窦黏膜后的临床预后以及常见并发症

（一）常规种植体直接穿破上颌窦黏膜后的种植体存留率及上颌窦的相关并发症

2019年，由Park等在 *Clinical Implant Dentistry and Related Research* 上发表了一篇囊括221名患者，379枚种植体，平均随访时间为（112.03±54.2）个月的大样本长期回顾性研究显示，相较于未侵入上颌窦腔的种植体来说，种植体意外穿透上颌窦黏膜后，种植体的长期成功率未见影响，相关患者也未出现上颌窦炎的临床表现。

2019年，Santosh V等针对该议题进行了相应的随机对照研究，即在种植体植入过程中人为地使用种植体穿通上颌窦腔，并根据不同的穿通深度将所有患者分为3组（穿通深度分别为1 mm、2 mm、3 mm），观察6个月后发现，总体种植成功率高达98.8%（85/86），而各组间种植体成功率未见明显差异。

同年由Gian Maria Ragucci等发表的一篇系统评价显示，种植体侵入上颌窦后，种植体的长期存留率为95.6%。此外，超高的种植体存留率与种植体侵入上颌窦的深度之间未见明显相关性。当种植体侵入上颌窦内后，最常见的临床并发症是鼻出血（发生率为3.4%），而最常见的影像学特征是上颌窦黏膜的增厚（发生率为14.8%）。同样，相关并发症的发生率与种植体侵入上颌窦的深度之间也未见明显相关性。

2020年，由Beck-Broichsitter等发表的一篇平均随访时间长达8～9年的临床研究显示，种植体植入过程中导致的上颌窦穿通并不会增加种植体的失败风险，也不会导致诸如慢性上颌窦炎症等上颌窦相关的并发症。

2021年，由Park等发表在 *Clinical Implant Dentistry and Related Research* 的一篇文献显示，当在上颌窦内提升手术中意外导致上颌窦底黏膜穿孔，而未经窦膜修补直接进行种植体植入，既不会影响种植体的成功率，也不会造成上颌窦黏膜的增厚。

2022年，由Van Doorne等发表在 *Journal of Clinical Medicine* 上的一篇长达5年随访的临床研究显示，种植体在植入过程中造成的上颌窦意外穿孔会导致上颌窦黏膜的水肿和增厚，但并不会出现上颌窦炎症的相关临床体征，穿通上颌窦的种植体在5年的功能负荷中也未见脱落或者边缘骨丧失的增加。

因此，总结上述文献不难发现，常规种植体在植入过程中直接穿通上颌窦，不会对种植体的存留率以及上颌窦的健康造成不利影响。种植体的远期存留率可能与种植位点剩余垂直骨高度存在一定的相关性。

（二）跨上颌窦种植体植入后种植体的存留率及上颌窦的相关并发症

Maló等在2013年发表于 *European Journal of Oral Implantology* 的一篇文献介绍了一种新的针对严重萎缩上颌骨的All on 4种植设计，其中开创性地提出了跨上颌窦种植

体的概念，即对于上颌窦严重气化的临床病例，在上颌窦前壁近中设计远中的倾斜种植体往往也无法满足理想的 A-P 距离。此时，通过将远中倾斜种植体颈部进一步向远中移动，可以获得更加理想的种植体穿出位置，但同时也势必导致种植体穿透上颌窦腔，对上颌窦黏膜造成损伤。然而即便如此，经过 3 年的随访发现，跨上颌窦种植体有着很高的存留率，其边缘骨吸收量相较于其他种植体也未见明显增加，在适当条件下可以在临床上进行推广。但值得注意的是，笔者坚持认为所有的跨上颌窦种植体颈部必须存留至少 4 mm 厚度的骨包绕，以有利于种植体初始稳定性的获得以及咬合力的传递，同时也减少相关并发症的发生风险。

（三）颧骨种植体植入后种植体的存留率及上颌窦的相关并发症

颧骨种植体从剩余牙槽嵴顶进行植入，在大多数临床情况下都需要跨过上颌窦腔，穿越上颌窦黏膜，从而锚定于上颌骨及颧骨水平。尽管颧骨种植体植入过程中时常会造成上颌窦黏膜的撕裂，但文献所报道的早期并发鼻窦炎的概率却很低。

2007 年由 Kahnberg 等发表在 *Journal of Oral and Maxillofacial Surgery* 上的一项针对颧骨种植的多中心研究项目显示，仅 4% 接受了颧骨种植的患者出现了鼻窦炎的相关症状，但通过抗生素和（或）上颌窦造口术治疗后，所有患者都成功被治愈，不留后遗症，也无须移除种植体。在所有与上颌窦相关的并发症中，较难处置的是口腔上颌窦瘘（发生率：5/78），但其与上颌窦炎之间的因果关系尚无一致观点。

根据上述文献进行总结，不难发现种植体侵入上颌窦可能不会对种植体的长期稳定性以及上颌窦的健康造成不利影响。就笔者的经验来说，相较于种植体侵入上颌窦腔，患者的全身状态、术前窦腔的健康状况以及植入位点剩余牙槽嵴高度可能是上颌窦相关并发症的关键因素。对于所有需要接受跨上颌窦翼板种植的患者来说，术前应该充分评估上颌窦的健康状况以及鼻道窦口复合体的通畅程度。若发现相关病理性改变，例如大的上颌窦内囊肿、重度增生的上颌窦黏膜、急性上颌窦炎症、鼻道窦口复合体堵塞等，应当在种植体植入前于耳鼻喉科进行专科治疗或者调整种植方案，以免增加急慢性上颌窦炎的发生风险。

对于需要进行跨上颌窦翼板种植的患者来说，除了常规在术前、术后应用抗菌药物以外，还建议在术后口服糖皮质激素，并使用含有麻黄碱/伪麻黄碱的滴鼻液以及抗组胺类药物进行滴鼻，目的是控制受损上颌窦黏膜的水肿和血肿，保证鼻道窦口复合体的通畅，从而维持上颌窦的正常引流，预防急性上颌窦炎的发生。就笔者目前的临床经验来看，只要严格纳入标准，积极处置术后急性炎症反应，跨上颌窦翼板种植也能获得较为理想的种植成功率，且几乎不会出现上颌窦炎等相关并发症（图 3-10）。

该患者（图 3-10）在接受跨上颌窦翼板种植后，可见术后即刻的上颌窦内液平面出现。通过积极对症治疗和抗感染治疗，在永久修复时，上颌窦内液平面消失，未出现明显上颌窦黏膜的增厚。整个治疗过程中，患者未出现上颌窦炎的相关临床表现。

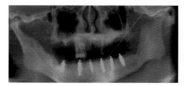 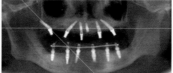 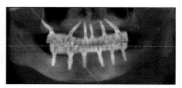

种植术前 种植即刻 永久修复

图3-10 跨上颌窦翼板种植的窦腔反应

参 考 文 献

［1］ Beck-Broichsitter BE, Gerle M, Wiltfang J, et al. Perforation of the Schneiderian membrane during sinus floor elevation: a risk factor for long-term success of dental implants?[J]. Oral Maxillofac Surg, 2020, 24(2): 151-156.

［2］ Davó R, Malevez C, López-Orellana C, et al. Sinus reactions to immediately loaded zygoma implants: a clinical and radiological study[J]. Eur J Oral Implantol, 2008, 1(1): 53-60.

［3］ Davó R, Malevez C, Rojas J, et al. Clinical outcome of 42 patients treated with 81 immediately loaded zygomatic implants: a 12- to 42-month retrospective study[J]. Eur J Oral Implantol, 2008, 9 Suppl 1(2): 141-150.

［4］ Kahnberg KE, Henry PJ, Hirsch JM, et al. Clinical evaluation of the zygoma implant: 3-year follow-up at 16 clinics[J]. J Oral Maxillofac Surg, 2007, 65(10): 2033-2038.

［5］ Maló P, de Araújo Nobre MA, Lopes AV, et al. Immediate loading short implants inserted on low bone quantity for the rehabilitation of the edentulous maxilla using an All-on-4 design[J]. J Oral Rehabil, 2015, 42(8): 615-623.

［6］ Maló P, Nobre Md, Lopes A. Immediate loading of "All-on-4" maxillary prostheses using trans-sinus tilted implants without sinus bone grafting: a retrospective study reporting the 3-year outcome[J]. Eur J Oral Implantol, 2013, 6(3): 273-283.

［7］ Park WB, Herr Y, Chung JH, et al. Long-term effects of sinus membrane perforation on dental implants placed with transcrestal sinus floor elevation: a case-control study[J]. Clin Implant Dent Relat Res, 2021, 23(5): 758-768.

［8］ Park WB, Kim YJ, Kang KL, et al. Long-term outcomes of the implants accidentally protruding into nasal cavity extended to posterior maxilla due to inferior meatus pneumatization[J]. Clin Implant Dent Relat Res, 2020, 22(1): 105-111.

［9］ Peñarrocha-Oltra D, Covani U, Peñarrocha-Diago M, et al. Immediate loading with fixed full-arch prostheses in the maxilla: review of the literature[J]. Med Oral Patol Oral Cir Bucal, 2014, 19(5): e512-517.

［10］ Ragucci GM, Elnayef B, Suárez-López Del Amo F, et al. Influence of exposing dental implants into the sinus cavity on survival and complications rate: a systematic review[J]. Int J Implant Dent, 2019, 5(1): 6.

［11］ Santosh V, Bhukya P, Medisetty B, et al. Outcomes of intentional perforation of the maxillary sinus floor during implant placement: a single-center, prospective study in 57 subjects[J]. J Dent Implant, 2019, 9:

60−65.

[12] Van Doorne L, Hommez G, Bronkhorst E, et al. Effect of sinus perforation with flaplessly placed mini dental implants for oral rehabilitation: a 5-year clinical and radiological follow-up[J]. J Clin Med, 2022, 11(15) : 4637.

[13] Whyte A, Boeddinghaus R. The maxillary sinus: physiology, development and imaging anatomy[J]. Dentomaxillofac Radiol, 2019, 48(8): 20190205.

[14] Zhou Z, Shi Q, Wang J, et al. The unfavorable role of titanium particles released from dental implants[J]. Nanotheranostics, 2021, 5(3): 321−332.

第四章
翼上颌种植手术的适应证与禁忌证

对上颌磨牙区垂直骨高度不足的患者进行种植固定修复一直是口腔医师面临的棘手问题。通过局部骨增量技术，包括垂直骨增量以及上颌窦底提升术等技术，恢复局部垂直骨高度通常被认为是治疗因上颌后部牙齿缺失而导致垂直骨高度不足时的首选方案。然而，骨增量技术手术创伤大，治疗费用高，恢复时间长，并且相关的并发症也较多。因此，骨增量技术在很多时候不被患者接受。

为了避免骨增量，常用的替代方案包括短种植体以及倾斜种植。相较于短种植体，通过倾斜种植植入更长的种植体，方便获得理想的种植体初始稳定性，有助于完成即刻修复甚至即刻负荷。

翼上颌种植术作为倾斜种植的一种类型，其优势在于不仅可以充分利用上颌结节区的骨量，甚至当上颌结节区骨量骨质严重不良时，可以通过延长种植体长度，利用腭骨锥突以及蝶骨翼突处的骨皮质获得理想的初始稳定性。

通过翼上颌种植这一不需要进行骨增量的手术设计，避免了骨增量的可能并发症，缩短了种植手术的恢复周期，并且由于简化了种植治疗程序，所以减小了手术创伤，减轻了术后疼痛肿胀反应，缩短了治疗时间。同时，与其他倾斜种植相比，翼上颌种植可以完全避免修复体悬臂，从而大大降低了生物力学风险。因此，翼上颌种植目前受到越来越多口腔医师的关注。尤其对于重度牙槽骨吸收的上颌无牙颌患者的全口种植治疗来说，翼上颌种植存在其他技术无法比拟的技术优点。但值得注意的是，任何技术想要获得理想成功率，都必须在一定的适应证范围内进行开展。为了尽可能保证理想的翼上颌种植成功率，降低可能的并发症发生率，本章将详细介绍翼上颌种植术的临床适应证与禁忌证。

第一节　翼上颌种植手术的适应证

一、常规种植手术的一般适应证

（1）无严重系统性疾病，全身健康状态能承受相应的种植外科治疗，未长期服用可能影响种植术区软硬组织愈合的药物。

（2）口腔局部软硬组织健康，张口度正常，颞下颌关节功能无明显异常。

（3）患者具有良好的依从性，遵从治疗计划，能够定期复诊，并具备自我口腔卫生维护能力。

（4）患者主动要求，且具有种植治疗的经济承受能力。

二、翼上颌种植术的临床适应证

（1）至少一侧上颌后牙区连续两颗磨牙的游离缺失（至少包含有第一磨牙、第二磨牙缺失），后牙区剩余垂直骨高度 < 4 mm，上颌结节区骨高度及宽度均 > 6 mm。

（2）上颌牙列缺失，后牙区可用骨高度不足，且患者要求即刻修复或即刻负荷，或者希望缩短负荷时机。

（3）上颌牙无法保留需要拔除，且患者要求即刻种植和即刻修复。

（4）患者因上颌窦内炎症或上颌窦囊肿等无法行上颌窦提升术及植骨，需使用翼上颌种植术作为替代方案。

（5）患者因上颌窦底提升术失败、术后感染、植骨失败等，需使用翼上颌种植术作为补救方案。

（6）患者因存在口腔副功能（如磨牙症、紧咬牙等）或年轻患者咀嚼力较强，需翼上颌种植术增加远端支持，从而避免修复体远中悬臂。

（7）患者因外伤、肿瘤切除术后等需要接受上颌赝复体修复，通过翼上颌种植体联合颧种植体来重建上颌。

（8）高龄患者，大面积骨增量效果难以预期。

第二节　翼上颌种植手术的禁忌证

一、全身禁忌证

（1）高血压：重度高血压（ ≥ 180 mmHg/ ≥ 110 mmHg）及经心内科医师会诊后不能有效降低血压的中度高血压（160 ～ 179 mmHg/100 ～ 109 mmHg）是翼上颌种植术

的绝对禁忌证。

（2）心绞痛：不稳定型心绞痛是翼上颌种植术的绝对禁忌证，心绞痛患者经内科治疗后发作频率明显减少，可考虑进行翼上颌种植术。

（3）心肌梗死：近期发作过心肌梗死的患者，首次治疗6～12个月后达到稳定状态，保持至少6个月，可考虑进行翼上颌种植术。

（4）近期施行人工心脏瓣膜手术：口腔来源的细菌感染会影响心脏瓣膜的寿命，引发急性感染性心内膜炎。此外，人工心脏瓣膜置换术后需使用各类抗凝剂，增加种植手术出血的风险。因此，建议延长种植手术时机到术后18个月后，待患者机体达到稳定状态。

（5）严重的肾功能不全：肾损伤可导致全身抗感染能力下降、代谢性骨质疏松，并有极大的术后感染和骨再生不良的风险，是翼上颌种植术的绝对禁忌证。

（6）慢性肝病：包括慢性肝炎和肝硬化等。出现以下几种情况往往是翼上颌种植术的禁忌证：血浆凝血酶原时间（prothrombin time，PT）延长且超过对照值的1.5倍，血小板减少症，肝脏相关蛋白质酶或其他化学物质（胆红素、蛋白质碱性磷酸酶和血清谷丙转氨酶）的异常。对于慢性活动性肝炎、肝硬化代偿期、失代偿期过渡阶段的患者，需经内科医师会诊后考虑翼上颌种植术，并要在术中、术后注意止血。

（7）内分泌系统疾病：未经有效治疗控制的糖尿病以及其他内分泌系统（如甲状腺、甲状旁腺、肾上腺、脑下垂体和卵巢等）严重功能异常，是翼上颌种植术的绝对禁忌证。无症状或血糖控制稳定（血糖≤200 mg/dL）的2型糖尿病患者可考虑翼上颌种植术，同时应当在围手术期加强抗感染治疗。

（8）血液系统疾病：包括凝血功能障碍、白血病及血友病等，是翼上颌种植术的绝对禁忌证。对于感染、过敏反应和药物等因素引起的白细胞数值异常，必须在白细胞总数恢复正常后，才可考虑翼上颌种植术。

（9）服用双磷酸盐类的患者：临床上常用含氮双磷酸盐，如阿仑磷酸钠和利塞磷酸钠等治疗异常的骨吸收性疾病，包括骨质疏松症、多发性骨髓瘤、恶性肿瘤骨转移、变形性骨炎等。双磷酸盐的严重并发症为双磷酸盐相关性颌骨骨坏死，而牙槽外科手术是其主要诱因。因此，静脉滴注及口服双磷酸盐是翼上颌种植术的绝对禁忌证。近年来，地舒单抗类药物在临床上的应用也逐渐增多，此类药物同样存在导致颌骨坏死的风险，对于使用此类药物的患者也应该谨慎手术。

（10）长期应用类固醇并伴有伤口愈合障碍、钙磷代谢紊乱（骨质疏松症）和骨髓发育不良的患者。

（11）近期行放射治疗和化学治疗的患者：影响种植体与周围骨组织形成骨结合。建议在最后一次放射治疗后至少1年才考虑翼上颌种植术。

（12）罹患严重心理疾患、精神病以及缺乏必要的理解和配合的患者不建议进行翼上颌种植手术。

二、局部禁忌证

（1）上颌后牙区单颗牙缺失：仅上颌第二磨牙缺失，翼上颌种植术因植入角度会被邻牙阻挡，无法按照理想的角度进行种植体植入，且翼上颌种植体也不建议单独支持修复体。

（2）上颌第三磨牙埋伏阻生，干扰种植体的植入路径（图4-1）。

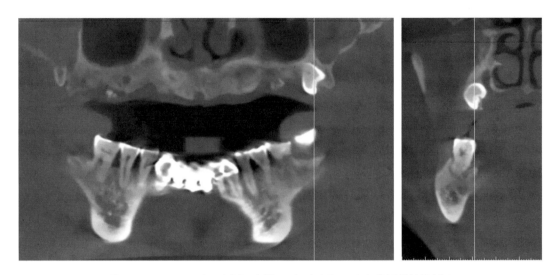

图4-1　CBCT显示，左侧上颌第三磨牙阻生，无法进行种植体植入

（3）上颌结节区骨量不足或者缺如：种植体植入过程中可能造成上颌结节骨开裂或者无法完成翼上颌种植体的颈部骨包绕（图4-2）。

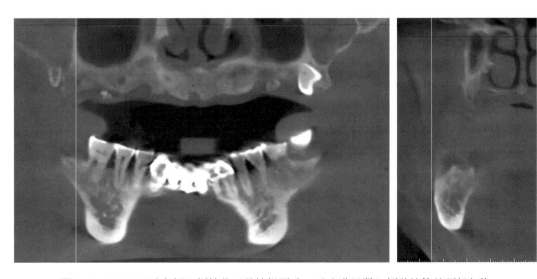

图4-2　CBCT显示右侧上颌结节区骨缺损严重，无法满足翼上颌种植体的颈部包绕

（4）上颌翼板区明显的骨密度降低：种植体植入后可能无法获得理想的初始稳定性（图4-3）。

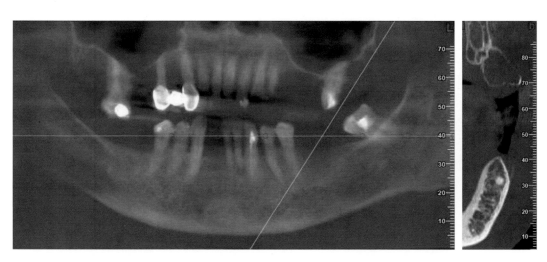

图4-3　CBCT显示，左侧上颌翼板区骨密度严重不足，局部仅剩余薄层骨皮质

（5）翼板区骨量不足：种植体植入过程中可能造成翼板区骨开裂或者无法获得理想的种植体初始稳定性（图4-4）。

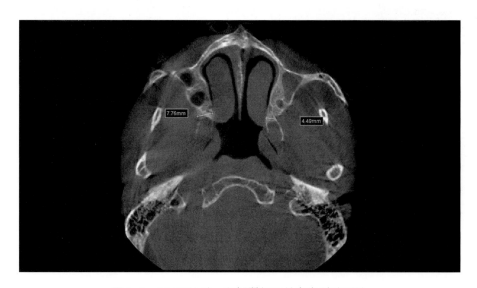

图4-4　CBCT显示，左侧翼板区骨宽度严重不足

（6）腭降动脉及其分支走行变异者：极少数患者腭降动脉由翼上颌裂发出后向下走行在蝶骨翼突和上颌结节后侧，在腭骨锥突水平进入硬腭区（动脉走行过度偏远中）（图4-5和图4-6）；另外一部分腭降动脉在向下走行的过程中出现往颊侧变异走向（动脉走行过度偏向颊侧）（图4-7和图4-8），这两种情况都容易发生腭降动脉的损伤。

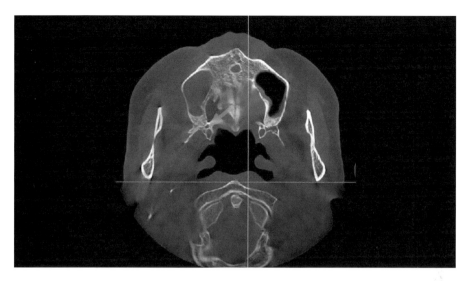

图 4-5　CBCT 显示，右侧腭降动脉走行明显偏向远中

绿色箭头指示右侧腭降动脉

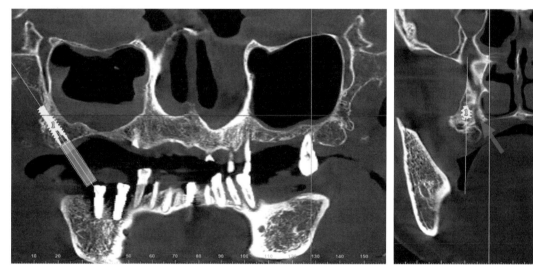

图 4-6　CBCT 显示，在右侧翼上颌区域进行模拟植入可见种植体无法与腭降动脉之间保持足够的安全距离

（7）殆龈向修复空间不足：由于需使用复合基台修正植入角度，需保证局部位点殆龈距离 > 12 mm 以满足最低修复空间要求。

（8）颞下颌关节病变及张口受限：记录最大张口度，以判断手术入路是否充分，通常开口度 > 35 mm 可获得良好的种植植入角度。

（9）局部颌骨囊肿及肿瘤。

（10）牙周炎活动期：牙周炎与种植体周围感染及骨吸收等密切相关。需要通过系统性牙周治疗将余留牙的牙周炎症控制至静止期，方能考虑翼上颌种植手术。

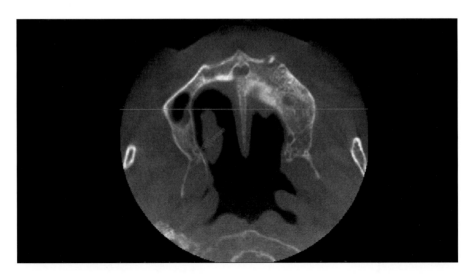

图4-7 CBCT显示，右侧腭降动脉走行明显偏颊侧，局部可用骨宽度明显不足

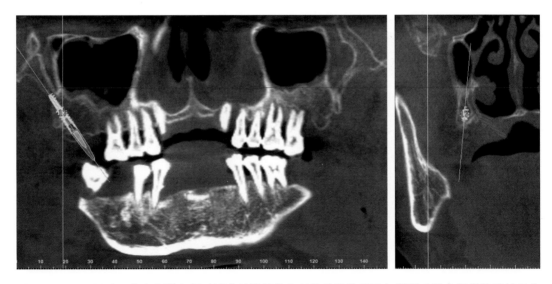

图4-8 CBCT显示，在右侧翼上颌区域进行模拟植入可见种植体无法与腭降动脉之间保持足够的安全距离

参 考 文 献

［1］浦益萍，高振华，赵正宜，等.上颌翼板区种植技术的临床应用及操作规范［J］.中国口腔种植学杂志，2021，26（3）：143-151.

［2］宿玉成.口腔种植学［M］.2版.北京：人民卫生出版社，2014.

［3］朱琳，顾卫平，王璨，等.上颌不同骨质条件下All-on-Four和翼上颌种植的生物力学分析［J］.中

国组织工程研究，2023，27（7）：985−991.

[4] Araujo RZ, Santiago Júnior JF, Cardoso CL, et al. Clinical outcomes of pterygoid implants: systematic review and meta-analysis[J]. J Craniomaxillofac Surg, 2019, 47(4): 651−660.

[5] Balaji VR, Lambodharan R, Manikandan D, et al. Pterygoid implant for atrophic posterior maxilla[J]. J Pharm Bioallied Sci, 2017, 9(Suppl 1): S261−S263.

[6] Balshi TJ. Single, tuberosity-osseointegrated implant support for a tissue-integrated prosthesis[J]. Int J Periodontics Restorative Dent, 1992, 12(5): 345−357.

[7] Balshi TJ, Wolfinger GJ, Balshi SF 2nd. Analysis of 356 pterygomaxillary implants in edentulous arches for fixed prosthesis anchorage[J]. Int J Oral Maxillofac Implants, 1999, 14(3): 398−406.

[8] Hanif A, Qureshi S, Sheikh Z, et al. Complications in implant dentistry[J]. Eur J Dent, 2017, 11(1): 135−140.

[9] Khayat P, Nader N. The use of osseointegrated implants in the maxillary tuberosity[J]. Pract Periodontics Aesthet Dent, 1994, 6(4): 53−61; quiz 62.

[10] Kwon T, Bain PA, Levin L. Systematic review of short- (5−10 years) and long-term (10 years or more) survival and success of full-arch fixed dental hybrid prostheses and supporting implants[J]. J Dent, 2014, 42(10): 1228−1241.

[11] Signorini L, Faustini F, Samarani R, et al. Immediate fixed rehabilitation supported by pterygoid implants for participants with severe maxillary atrophy: 1-Year postloading results from a prospective cohort study[J]. J Prosthet Dent, 2021, 126(1): 67−75.

[12] Stella JP, Warner MR. Sinus slot technique for simplification and improved orientation of zygomaticus dental implants: a technical note[J]. Int J Oral Maxillofac Implants, 2000, 15(6): 889−893.

第五章
翼上颌种植的临床应用

对于上颌磨牙区骨量严重不足的临床情况，翼上颌种植具有手术创伤小、解剖风险低、恢复时间短，并且可以完全规避悬臂等诸多优点。通过选择使用现代粗糙表面的种植体，并充分利用上颌结节区和翼板区的骨量，翼上颌种植体已经能够获得与常规种植体相接近的种植成功率，并且其种植体边缘骨吸收量也未见明显增加。

由于局部解剖条件的限制，翼上颌种植体的倾斜角度往往较大，而种植体颈部位置也常位于上颌第二磨牙甚至其远中。若使用1枚翼上颌种植体单独修复第二磨牙，过大的种植体倾斜角度以及明显的近中悬臂不利于种植修复体的长期稳定。因此，笔者不建议使用翼上颌种植体进行上颌第二磨牙的单冠修复，目前也尚无相关文献报道此类种植修复设计。就笔者的临床经验和文献报道，翼上颌种植体主要的应用场景是参与牙列缺损的种植固定桥修复以及上颌全牙弓种植固定修复。以下将分类探讨。

第一节　翼上颌种植在牙列缺损中的应用

对于上颌磨牙区牙列缺损且局部骨量不足的患者来说，局部骨增量（包括上颌窦提升、垂直骨增量）仍然应该是首选方案。通过合理的骨增量手术，可以获得理想的种植体三维位置，从而确保稳定可预期的种植修复效果。但是骨增量手术创伤大，恢复时间长，可预期性较差，并且由于需要相关的骨替代材料，其手术费用也会增加。为了规避上述骨增量手术的缺点或是对于不愿意接受骨增量手术的患者来说，在合适的临床条件下，翼上颌种植体不失为一种理想的种植方案。

一、上颌第一磨牙、第二磨牙连续缺失

若第一磨牙位置存在足够的骨量满足种植体的轴向植入，而第二磨牙位点由于局部垂直骨高度不足而不能满足种植体的轴向植入，且患者不愿意接受或者不适宜进行局部骨增量手术时，通常的种植修复设计是在第一磨牙位置采用轴向植入，在第二磨牙远中位点采取翼上颌种植，后期选择种植联冠修复（示意图如图5-1所示，临床实例如图5-2和图5-3所示）。

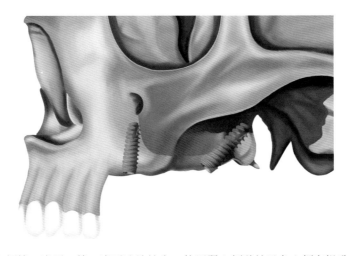

图5-1　上颌第一磨牙、第二磨牙连续缺失，使用翼上颌种植避免上颌窦提升（示意图）

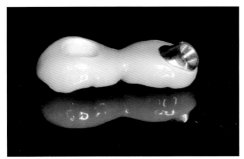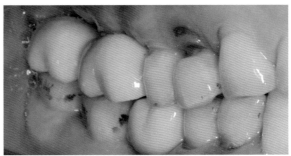

图5-2　上颌第一磨牙、第二磨牙连续缺失，使用翼上颌种植避免上颌窦提升（口内照）

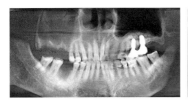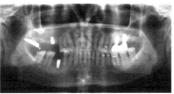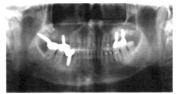

图5-3　上颌第一磨牙、第二磨牙连续缺失，使用翼上颌种植避免上颌窦提升（影像学照片）

二、上颌第二前磨牙、第一磨牙、第二磨牙连续缺失

若第二前磨牙位置存在足够的骨量满足种植体的轴向植入，而第一磨牙、第二磨牙位点由于局部垂直骨高度不足而不能满足种植体的轴向植入，且患者不愿意接受或者不适宜进行局部骨增量手术。通常的种植修复设计是在第二前磨牙位置采用轴向植入，在第二磨牙远中位点采取翼上颌种植，后期选择种植固定桥修复（示意图如图5-4所示，临床实例如图5-5和图5-6所示）。

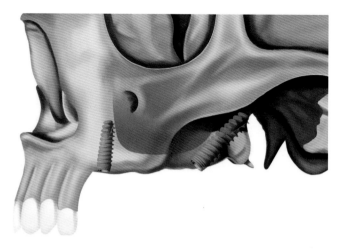

图5-4　上颌第二前磨牙、第一磨牙、第二磨牙连续缺失，使用翼上颌种植避免上颌窦提升（示意图）

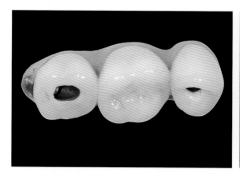
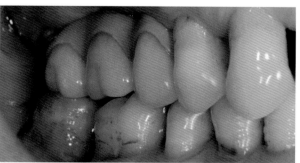

图5-5　上颌第二前磨牙、第一磨牙、第二磨牙连续缺失，使用翼上颌种植避免上颌窦提升（口内照）

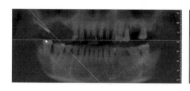
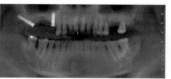
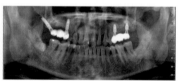

图5-6　上颌第二前磨牙、第一磨牙、第二磨牙连续缺失，使用翼上颌种植避免上颌窦提升（影像学照片）

　　若第二前磨牙、第一磨牙、第二磨牙位点由于局部垂直骨高度不足均不能满足植体的轴向植入，且患者不愿意接受或者不适宜进行局部骨增量手术。可以考虑在第二前磨牙远中位点放置1枚近中倾斜的种植体，在第二磨牙远中位点采取翼上颌种植，后期选择种植固定桥修复（示意图如图5-7所示，临床实例如图5-8和图5-9所示）。

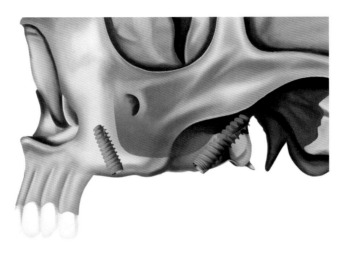

图5-7　上颌第二前磨牙、第一磨牙、第二磨牙连续缺失，使用近中倾斜种植体以及翼上颌种植避免上颌窦提升（示意图）

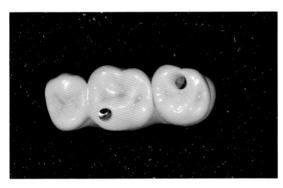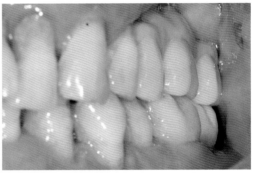

图5-8　上颌第二前磨牙、第一磨牙、第二磨牙连续缺失，使用近中倾斜种植体以及翼上颌种植避免上颌窦提升（口内照）

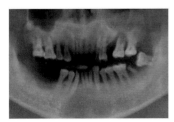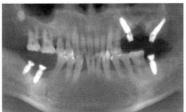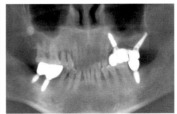

图5-9　上颌第二前磨牙、第一磨牙、第二磨牙连续缺失，使用近中倾斜种植体以及翼上颌种植避免上颌窦提升（影像学照片）

三、上颌第一前磨牙、第二前磨牙、第一磨牙、第二磨牙连续缺失

若前磨牙区域存在足够的骨量满足种植体的植入，而第一磨牙、第二磨牙位点由于局部垂直骨高度不足均不能满足植体的轴向植入，且患者不愿意接受或者不适宜进行局部骨增量手术。通常的种植修复设计是在两个前磨牙位点采用轴向植入，在第二磨牙远中位点采取翼上颌种植，后期选择种植固定桥修复（示意图如图5-10所示，临床实例如图5-11和图5-12所示）。对于某些上颌窦重度气化的临床病例，中间1枚种植体也可以考虑倾斜植入或者使用较短长度的种植体。

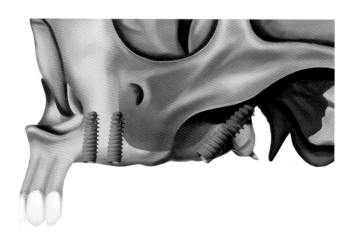

图5-10 上颌第一前磨牙、上颌第二前磨牙、第一磨牙、第二磨牙连续缺失，使用前磨牙区2枚轴向种植体以及翼上颌种植避免上颌窦提升（示意图）

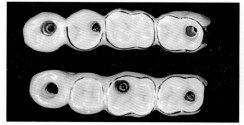 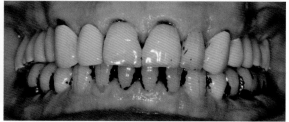

图5-11 上颌第一前磨牙、上颌第二前磨牙、第一磨牙、第二磨牙连续缺失，使用前磨牙区2枚轴向种植体以及翼上颌种植避免上颌窦提升（口内照）

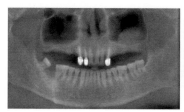 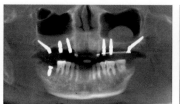 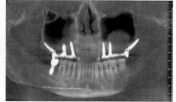

图5-12 上颌第一前磨牙、上颌第二前磨牙、第一磨牙、第二磨牙连续缺失，使用前磨牙区2枚轴向种植体以及翼上颌种植避免上颌窦提升（影像学照片）

若仅有第一前磨牙位点满足种植体轴向植入条件，而第二前磨牙、第一磨牙、第二磨牙位点由于骨吸收均不能满足植体的轴向植入，且患者不愿意接受或者不适宜进行局部骨增量手术。此时的种植设计是在第一前磨牙位置采用轴向植入，在第二磨牙远中位点采取翼上颌种植，后期选择种植固定桥修复，使用近远中2枚植体共同支持4单位的种植固定桥（示意图如图5-13所示，临床实例如图5-14和图5-15所示）。

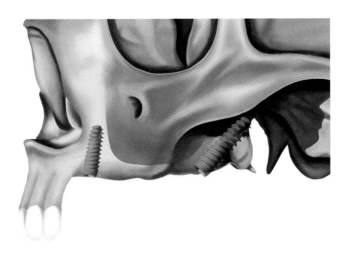

图5-13 上颌第一前磨牙、上颌第二前磨牙、第一磨牙、第二磨牙连续缺失，使用前磨牙区1枚轴向种植体以及翼上颌种植避免上颌窦提升（示意图）

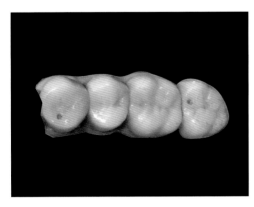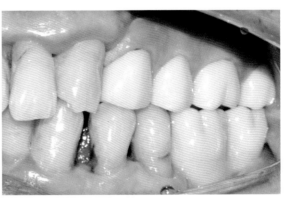

图5-14 上颌第一前磨牙、上颌第二前磨牙、第一磨牙、第二磨牙连续缺失，使用前磨牙区1枚轴向种植体以及翼上颌种植避免上颌窦提升（口内照）

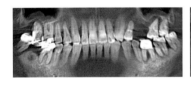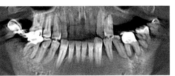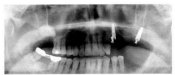

图5-15 上颌第一前磨牙、上颌第二前磨牙、第一磨牙、第二磨牙连续缺失，使用前磨牙区1枚轴向种植体以及翼上颌种植避免上颌窦提升（影像学照片）

毫无疑问，这种植入方案设计会造成种植体间的桥体距离较大，超过了《现代口腔种植学》中Micsh教授的建议，即2枚种植体之间的间距应该控制在两颗前磨牙的大小（<16 mm）。过长的桥体会造成整个修复系统生物力学风险增加，最终可能导致种植体边缘骨吸收增加，基台松动、折断，中央螺丝松动、折断，修复体折裂等一系列并发症出现。因此，笔者不推荐常规使用该种植方案。当不得不采取此种种植设计时，笔者就自己的临床经验提出以下建议。

（1）种植体选择：尽可能选择标准径或宽径种植体，一方面有助于分散种植体周的咬合应力，另一方面能够确保中央螺丝的尺寸不会过小，以防中央螺丝折断。

（2）种植体位置设计：在解剖条件允许的情况下，将翼板区种植体的穿出位置稍往近中移动，而将近中种植体的穿出位置稍往远中进行移动，尽可能减少桥体距离；必要时，近中种植体也可以设计为倾斜植入。

（3）修复体设计：为了保证修复体的强度，避免大跨度的桥体折断，修复体的横截面面积，尤其是修复体的垂直向修复空间至关重要。有研究认为，修复体的抗折强度与修复体垂直向厚度的三次方成正比。当采用氧化锆作为上部修复材料时，其连接区的面积不应该< 16 mm²。因此当局部垂直向修复空间不足时，应当考虑选择钛支架的上部修复体形式，因为其具备更高的挠曲强度。

（4）咬合控制：修复体的咬合设计仍应为种植体保护殆，即在正中咬合时为轻咬合接触，在非正中咬合时无咬合接触，并且应该通过降低非工作尖（颊尖）的牙尖斜度，进一步减少修复体在口腔咀嚼过程中所受到的咬合负荷。该咬合设计原则也同样适用于上述其他牙列缺损类型。

第二节　翼上颌种植在上颌牙列缺失中的应用

一、前磨牙区可用骨量不足的情况

前磨牙区可用骨量不足，导致All on 4设计中A-P距离不够，通过增加翼上颌种植消除远中悬臂。

对于上颌中重度牙槽骨吸收，需要全牙弓种植修复患者来说，All on 4是一种成熟且可预期性极强的治疗方案。在All on 4的种植设计中，种植体的前后向分布，即A-P距，是一个十分关键的考量因素，与整个修复系统的远期预后密切相关。为了保证足够的A-P距又不侵扰上颌窦，上颌All on 4设计中的远中种植体往往选择在上颌窦前壁前方进行倾斜植入，从而保证种植体尽可能从牙弓远中位置进行穿出。但当上颌窦气化严重或牙槽骨严重吸收时，即便选择倾斜植入，也可能无法保证远中种植体的理想穿出位置。为了解决上述问题，可能的解决方案包括使用颧种植体或者采取骨增量手段。

通过将远中种植体更换为颧种植体可以有效优化种植体的穿出位点，减少修复体的远中悬臂。然而，颧种植体手术创伤较大，技术敏感性高，且往往需要在静脉麻醉下进行，因此难以在口腔门诊中大规模推广。而若在局部进行骨增量操作，则势必会增加手术费用、手术创伤，并且在绝大多数情况下都无法实施即刻负荷操作，因此往往不能够被患者所接受。

对于这样的临床情况，若翼上颌区域满足种植体的植入条件，可以在双侧翼上颌区域各增加1枚翼上颌种植体，从而有效消除悬臂，获得更加稳定确切的修复预期（示意图如图5-16所示，临床实例如图5-17至图5-20所示）。

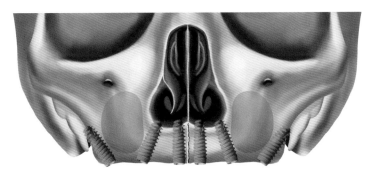

图5-16 前磨牙区可用骨量不足，导致All on 4设计中A-P距离不够，通过增加双侧翼上颌种植消除修复体远中悬臂（示意图）

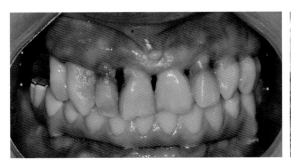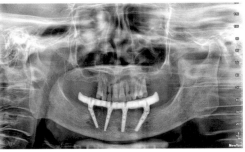

图5-17 前磨牙区可用骨量不足，导致All on 4设计中A-P距离不够，通过增加双侧翼上颌种植消除修复体远中悬臂（术前口内照和影像学照片）

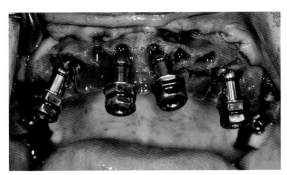

图5-18 前磨牙区可用骨量不足，导致All on 4设计中A-P距离不够，通过增加双侧翼上颌种植消除修复体远中悬臂（术中图）

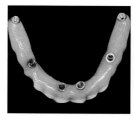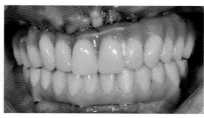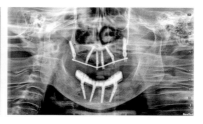

图5-19　前磨牙区可用骨量不足，导致All on 4设计中A-P距离不够，通过增加双侧翼上颌种植消除修复体远中悬臂（即刻修复时口内照和影像学照片）

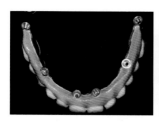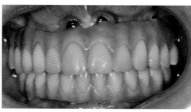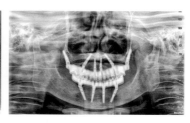

图5-20　前磨牙区可用骨量不足，导致All on 4设计中A-P距离不够，通过增加双侧翼上颌种植消除修复体远中悬臂（永久修复时口内照和影像学照片）

二、上颌需要修复到第二磨牙的情况

在使用上颌All on 4技术进行全牙弓修复治疗中，为了减少修复体上的咬合负荷和悬臂长度，其上部修复往往仅恢复到第一磨牙位置。在绝大多数情况下，这样的修复体已经足够为患者提供理想的咀嚼效率。但在以下临床情况，临床医师有必要在患者的翼上颌区域增加种植体，从而将上颌修复体恢复到第二磨牙的位置（示意图如图5-21所示，临床实例如图5-22至图5-24所示）。

（1）下颌牙列完整，需要上颌修复体恢复到第二磨牙，从而建立稳定的咬合接触。

（2）中青年患者，需要更高的咀嚼效率。

（3）骨性Ⅱ类关系，需要第二磨牙提供更加充足的磨牙支撑以及咬合单位。

（4）患者有修复到第二磨牙的自我需求。

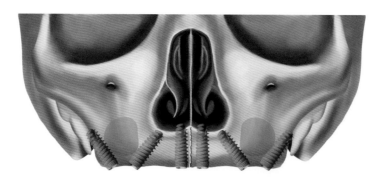

图5-21　上颌需要修复到第二磨牙的情况，通过增加双侧翼上颌种植消除修复体远中悬臂（示意图）

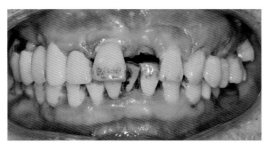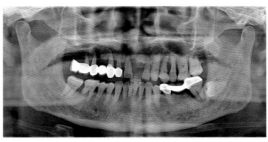

图5-22　下颌牙列完整，上颌需要修复到第二磨牙的情况，通过增加双侧翼上颌种植消除修复体远中悬臂（术前口内照和影像学照片）

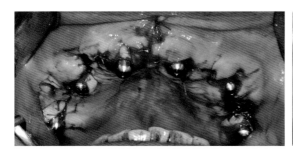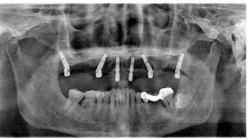

图5-23　下颌牙列完整，上颌需要修复到第二磨牙的情况，通过增加双侧翼上颌种植消除修复体远中悬臂（种植术后即刻口内照和影像学照片）

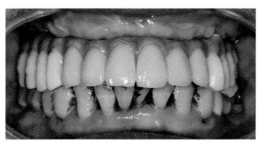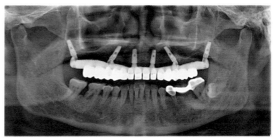

图5-24　下颌牙列完整，上颌需要修复到第二磨牙的情况，通过增加双侧翼上颌种植消除修复体远中悬臂（永久修复即刻口内照和影像学照片）

三、上颌All on 4种植治疗中远中种植体失败，通过增加翼上颌种植体进行补救性修复

尽管临床经验和研究证据都表明，对于上颌无牙颌的种植修复来说，在种植体分布合理的情况下，All on 4的种植设计可以取得良好的修复预后。但随着病例数的增加和随访时间的延长，种植体的失败往往难以完全避免。对于All on 4种植设计来说，任意一颗种植体的失败都会造成整个修复系统的崩溃。

更令人沮丧的是，当真正面对这样的尴尬境地时，临床医师的可选方案很少。要么等待失败种植位点重新骨愈合后再次进行种植体植入，但这毫无疑问会极大延长患者的缺牙时间，并且最终的植入计划高度依赖于该位点的最终愈合状况。要么在失败位点的近远中位置进行补种，而该方案可能会因为解剖条件限制无法实施，或者造成A-P距过小，从而增加修复体的系统风险。对于上颌All on 4的远中种植体来说，其远中区域往往已无足够的剩余骨量进行种植体植入，在不进行大量骨增量的情况下，翼上颌区种植可以成为一个理想解决方案。通过在患者翼上颌区域进行补充种植，既可以有效缩短修复时间，又可以消除修复体悬臂，将可能的修复并发症风险降到最低（示意图如图5-25所示，临床实例如图5-26至图5-29所示）。

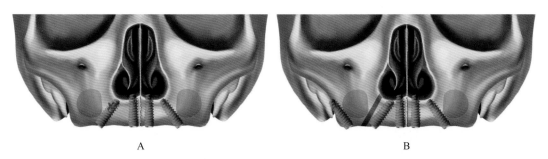

A B

图5-25 上颌All on 4种植治疗中远中种植体失败，通过增加翼上颌种植体进行补救性修复（示意图）

A. 右上后牙区远中倾斜种植体因为生物学或机械并发症失败。B. 失败的种植体在原位留下明显的骨缺损，若仅仅在失败种植体近中进行补种，难以满足理想的A-P距。额外再增加1枚翼上颌种植体可以获得更加可预期的长期成功率

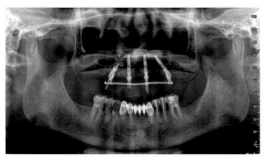

图5-26 上颌All on 4种植治疗中远中种植体失败，通过增加翼上颌种植体进行补救性修复（术前影像学照片）

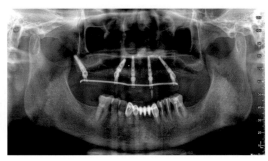

图5-27 上颌All on 4种植治疗中远中种植体失败，通过增加翼上颌种植体进行补救性修复（术后即刻影像学照片）

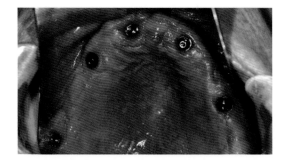

图5-28 上颌All on 4种植治疗中远中种植体失败，通过增加翼上颌种植体进行补救性修复（修复前口内照）

从图中不难看出，若不增加翼上颌种植，右上后牙区远中修复体会存在大量悬臂，无法确保理想的远期预后

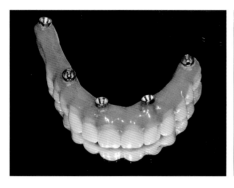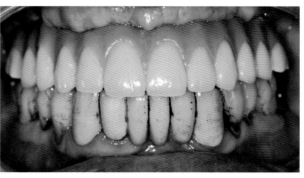

图5-29 上颌All on 4种植治疗中远中种植体失败，通过增加翼上颌种植体进行补救性修复（修复即刻口内照）

四、上颌部分前牙区种植体不理想的情况

上颌部分前牙区种植体未能获得理想的初始稳定性或上颌前牙区无法满足理想数目的种植体植入，通过增加翼上颌种植完成即刻负荷。

2018年ITI第六次共识性研讨会指出，即刻负荷指的是种植体植入后，1周之内带入修复体，并且与对颌有咬合接触。而在实际临床工作中，这一时间可能更短，往往在种植术后48小时甚至24小时内就能完成修复体的戴入并负荷。与常规负荷不同，即刻负荷尤其是即刻种植即刻负荷仅需要1次手术就能完成所有外科操作，这显著减少了手术创伤，减少了就诊次数，还大大缩短了缺牙期，减少了缺牙对患者生理、心理和社交上的负面影响。此外，即刻负荷的修复体还可以通过压迫有效缓解术区肿胀，并在骨整合过程中，同时完成对软组织的塑形。因此该修复方案得到了医师和患者的极大推崇。

然而，为了获得理想的即刻负荷成功率，参与负荷的种植体必须确保理想的初始稳定性。初始稳定性指的是在种植体植入即刻，由种植体与种植窝洞骨壁之间的直接摩擦所产生的稳定性。当种植体初始稳定性较为理想时（植入扭矩 >35 Ncm/ISQ>70），即便在即刻负荷的情况下，由于机械嵌合的作用，种植体在骨整合过程中还是具备一定的对抗咬合应力的能力。若在整个骨整合过程中，种植体–骨界面的微动均 < 150 μm时，不论种植体上部负荷与否，种植体表面均会有新骨的形成和堆积，并最终形成稳定的骨整合。因此，当种植体初始稳定性理想时，即刻负荷本身不会导致种植体骨整合失败。

种植体的初始稳定性与局部骨密度、备洞流程、种植体长度和直径、种植体大体形貌等多因素相关，而骨密度是其中最为重要的因素。在常规的无牙颌种植手术中，医师往往通过使用倾斜植入的方式增加种植体长度，并通过差级备洞以及选择大螺纹的锥形种植体等多种方式来获取理想的种植体初始稳定性。但是对于严重骨质疏松的患者，尤其是绝经期后的高龄女性患者，其上颌骨密度往往较低，即便采取上述治疗方案也可能会出现某颗或某几颗种植体无法获得良好初始稳定性的状况。对于这样的临床情况，医师可以选择放弃即刻修复，选择埋植式愈合，待种植体骨整合后再进行上部修复，但这样的临床决策会更改整个修复计划，难以达到理想的医患预期。当然，医师也可以选择使用更少的种植体完成上部修复体的即刻负荷，但毫无疑问，使用较少数目的种植体完成即刻负荷存在咬合过载的风险，从而可能直接导致种植体骨整合的失败。

对于上颌无牙颌的即刻负荷来说，尽管目前尚未确定所需的最少种植体数目，但绝大多数学者都建议至少使用4枚种植体，并通过夹板连接支持上部修复体。目前，已有文献证实4枚分布理想的种植体可以确保上颌无牙颌即刻负荷的成功。虽然有文献报道了使用更少数目的种植体完成的上颌无牙颌即刻负荷病例，但相关文献通常仅是个案报道，并且对对颌牙的状况也有特殊要求。因此，基于笔者团队的临床经验和文献综述，建议读者在进行上颌无牙颌即刻负荷时，至少需要有4枚分布理想的初期稳定性良好的种植体，以便获得可预期的修复成功。

因此，当在常规的All on 4的种植设计中，若出现了某一颗或两颗种植体初始稳定性不良或是无法按照预期设计进行种植体植入，而临床医师又不愿意放弃即刻负荷时，就可以根据具体情况，在患者翼板区增加翼上颌种植体。由于翼板区有充足的骨皮质厚度可以锚定种植体，种植体的初期稳定性较容易获得，便可以与颌骨前部初始稳定性理想的种植体一起，完成预期的即刻负荷计划（示意图如图5-30所示，临床实例如图5-31至图5-33所示）。

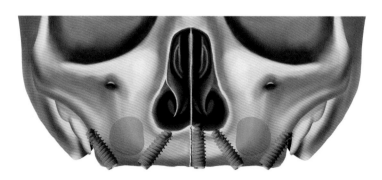

图5-30　上颌部分前牙区种植体未能获得理想的初始稳定性或上颌前牙区无法满足理想数目的种植体植入，通过增加翼上颌种植完成即刻负荷（示意图）

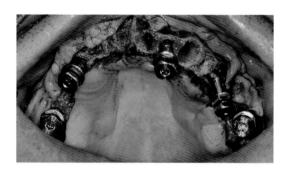

图5-31　上颌部分前牙区种植体未能获得理想的初始稳定性或上颌前牙区无法满足理想数目的种植体植入，通过增加翼上颌种植完成即刻负荷（口内照）

患者右上颌前牙区明显的垂直向及水平向骨缺损，无法满足种植体的植入要求，若不增加翼上颌种植，无法满足即刻负荷的要求

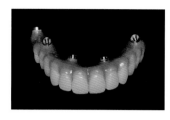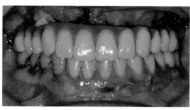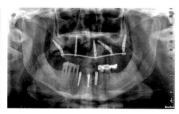

图5-32　上颌部分前牙区种植体未能获得理想的初始稳定性或上颌前牙区无法满足理想数目的种植体植入，通过增加翼上颌种植完成即刻负荷（即刻修复时的口内照和影像学照片）

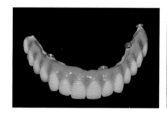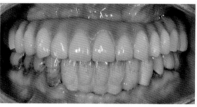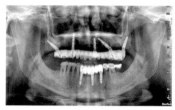

图5-33　上颌部分前牙区种植体未能获得理想的初始稳定性或上颌前牙区无法满足理想数目的种植体植入，通过增加翼上颌种植完成即刻负荷（永久修复时的口内照和影像学照片）

五、颧种植体穿出点不理想的情况

颧种植体的穿出位点不理想，修复体远中悬臂较长，通过增加翼上颌种植消除远中悬臂。

尽管颧种植体受上颌前磨牙区剩余骨量的影响很小，但其穿出位置仍受到相关解剖条件的限制，包括颧骨的形态、大小、上颌窦外侧壁的形态等。常规情况下，颧种植体可以从第二前磨牙位点穿出，最终使用一个磨牙长度的悬臂完成修复治疗。但是若颧种植体穿出位置过度偏向近中，或者需要修复至上颌第二磨牙位点时，往往需要通过在双侧增加翼上颌种植消除修复体远中悬臂，获得更加理想的远期预后（示意图如图5-34所示，临床实例如图5-35至图5-38所示）。

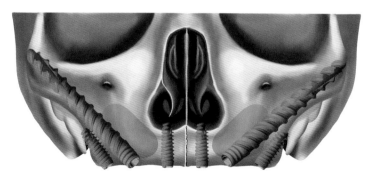

图5-34　颧种植体的穿出位点不理想，修复体远中悬臂较长，通过增加翼上颌种植消除悬臂（示意图）

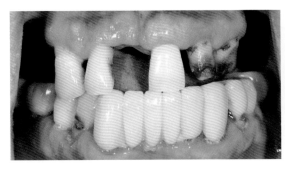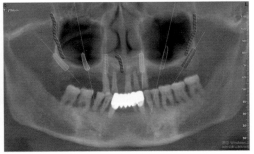

图5-35　颧种植体的穿出位点不理想，修复体远中悬臂较长，通过增加翼上颌种植消除悬臂（术前口内照和模拟植入设计图）

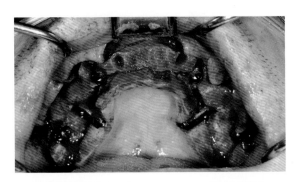

图5-36　颧种植体的穿出位点不理想，修复体远中悬臂较长，通过增加翼上颌种植消除悬臂（术中照）

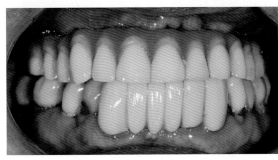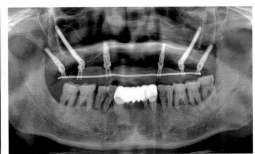

图5-37　颧种植体的穿出位点不理想，修复体远中悬臂较长，通过增加翼上颌种植消除悬臂（术后即刻口内照和影像学照片）

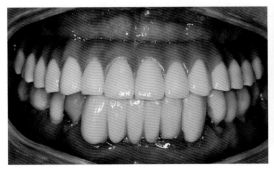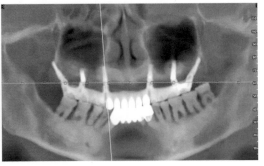

图5-38　颧种植体的穿出位点不理想，修复体远中悬臂较长，通过增加翼上颌种植消除悬臂（永久修复即刻口内照和影像学照片）

参 考 文 献

[1] Al-Dajani M. Recent trends in sinus lift surgery and their clinical implications[J]. Clin Implant Dent Relat Res, 2016, 18(1): 204–212.

[2] Di Stefano DA, Arosio P, Pagnutti S, et al. Distribution of trabecular bone density in the maxilla and mandible[J]. Implant Dent, 2019, 28(4): 340–348.

[3] Javed F, Romanos GE. The role of primary stability for successful immediate loading of dental implants. A literature review[J]. J Dent, 2010, 38(8): 612–620.

[4] Jensen OT, Adams MW, Cottam JR, et al. The All-on-4 shelf: maxilla[J]. J Oral Maxillofac Surg, 2010, 68(10): 2520–2527.

[5] Maló P, de Araújo Nobre M, Lopes A, et al. "All-on-4" immediate-function concept for completely edentulous maxillae: a clinical report on the medium (3 years) and long-term (5 years) outcomes[J]. Clin Implant Dent Relat Res, 2012, 14 (Suppl 1): e139–e150.

[6] Maló P, de Araújo Nobre M, Lopes A, et al. The All-on-4 concept for full-arch rehabilitation of the edentulous maxillae: a longitudinal study with 5–13 years of follow-up[J]. Clin Implant Dent Relat Res, 2019, 21(4): 538–549.

[7] Messias A, Nicolau P, Guerra F. Different interventions for rehabilitation of the edentulous maxilla with implant-supported prostheses: an overview of systematic reviews[J]. Int J Prosthodont, 2021, 34: s63–s84.

[8] Misch CE. Contemporary Implant Dentistry[M]. 4th ed. St Louis: CV Mosby Company, 2020.

[9] Morton D, Gallucci G, Lin WS, et al. Group 2 ITI Consensus Report: prosthodontics and implant dentistry[J]. Clin Oral Implants Res, 2018, 29 (Suppl 16): 215–223.

[10] Purcell BA, McGlumphy EA, Yilmaz B, et al. Anteroposterior spread and cantilever length in mandibular metal-resin implant-fixed complete dental prostheses: a 7- to 9-year analysis[J]. Int J Prosthodont, 2015, 28(5): 512–518.

[11] Reiser GM. Implant use in the tuberosity, pterygoid, and palatine region: anatomic and surgical considerations[M]//Nevins M, Mellonig JT. Implant therapy: clinical approaches and evidence of success, Vol 2. Chicago: Quintessence, 1998: 197.

[12] Ridell A, Gröndahl K, Sennerby L. Placement of Brånemark implants in the maxillary tuber region: anatomical considerations, surgical technique and long-term results[J]. Clin Oral Implants Res, 2009, 20(1): 94–98.

[13] Rocchietta I, Simion M, Hoffmann M, et al. Vertical bone augmentation with an autogenous block or particles in combination with guided bone regeneration: a clinical and histological preliminary study in humans[J]. Clin Implant Dent Relat Res, 2016, 18(1): 19–29.

[14] Sailer I, Karasan D, Todorovic A, et al. Prosthetic failures in dental implant therapy[J]. Periodontol 2000, 2022, 88(1): 130–144.

[15] Sheridan RA, Decker AM, Plonka AB, et al. The role of occlusion in implant therapy: a comprehensive updated review[J]. Implant Dent, 2016, 25(6): 829–838.

[16] Spencer KR. Implant based rehabilitation options for the atrophic edentulous jaw[J]. Aust Dent J, 2018, 63 (Suppl 1): S100–S107.

[17] Szmukler-Moncler S, Salama H, Reingewirtz Y, et al. Timing of loading and effect of micromotion on bone-dental implant interface: review of experimental literature[J]. J Biomed Mater Res, 1998, 43(2): 192−203.

[18] Zhang Y, Lawn BR. Evaluating dental zirconia[J]. Dent Mater, 2019, 35(1): 15−23.

第六章
翼上颌种植的外科操作流程

相较于常规种植，翼上颌种植位点位于磨牙区远中，导致手术视野及手术操作空间受限，造成其外科难度明显增加。同时，由于翼上颌种植区域毗邻上颌动脉、腭降动脉等重要解剖结构，在种植窝洞预备以及种植体植入过程中存在一定的外科损伤风险。因此，该手术存在较高的技术敏感性，很多临床医师对该区域的外科手术也存在担心和疑虑。本章将从术前分析到术中执行的各个步骤，系统性介绍翼上颌种植的外科操作，以期读者能够系统全面学习该临床技术。

一、术前检查

（一）全身状况检查

患者的全身状况评估主要在于患者全身状况能否耐受种植外科手术，并且要特别关注患者是否存在可能影响骨愈合的系统性风险因素。同期，应当谨慎评估患者的身心状况，对于存在过高期望或者有不切实际的诉求的患者，应该延期进行治疗或者放弃治疗。此外，若预期患者需要在镇静状态或全身麻醉状态下进行种植手术，则需要进一步求助于相关专业人士评估可能的麻醉风险。

（二）颌面部检查

（1）面部对称性：颌面部左右是否基本对称，有无明显面部畸形。

（2）上下颌颌骨是否存在矢状面上的关系异常。

（3）面下1/3 高度是否正常，有无明显垂直距离降低或不足，是否需要进行咬合重建。

（4）颞下颌关节有无疼痛、弹响、杂音等。

（5）开闭口运动情况，是否存在开口运动异常。

（6）开口型是否正常，有无开口困难及下颌偏移等。

（7）对于上颌全牙弓种植固定修复的患者还应该特别注意笑线高度，对于高笑线的患者来说，为了避免修复体过渡线的暴露，可能需要进行牙槽骨切除。

（三）口内检查

包括上下颌咬合关系、缺牙区软组织的厚度、角化组织的宽度、牙槽骨吸收程度、缺牙间隙、余留牙牙体及牙周情况等。

（四）放射学检查

对所有需要接受翼上颌种植手术的患者都需要进行锥形束计算机断层扫描（cone beam computed tomography, CBCT）拍摄，从而可以方便手术医师对手术区域进行三维测量，并方便进行个性化的种植设计。笔者建议手术医师对所有的翼上颌种植手术病例都进行术前的模拟植入，通过在种植设计软件上标注出相关重要解剖结构后，医师可以通过调整种植体植入位点、种植体植入轴向以及种植体长度确定最佳的植入方案，将手术外科并发症的发生风险降到最低。

对于上颌进行全牙弓种植手术的患者来说，笔者还建议在术前拍摄曲面体层放射线片，从而有助于明确种植体的前后向分布，并且方便在术后进行直观的放射学对比。

二、翼上颌种植方案设计

笔者强烈建议在进行翼上颌种植方案设计时，应该首选考虑使用简单方案（上颌结节种植），以尽可能减小手术难度和手术风险，并且即便术后并发症出现，其处置过程也相对简单。只有当上颌结节体积过小，无法满足理想长度种植体植入或者因上颌结节骨密度过低，无法获得理想的种植体初始稳定性后，才考虑进一步延长种植体长度至蝶腭结合区域（设计为上颌结节-翼板种植以及跨上颌窦翼板种植）。在进行种植设计前，手术医师应该充分熟悉翼上颌种植区域的解剖结构，并能够在CBCT中对上述结构进行辨认。值得注意的是，在常规拍摄的CBCT中，医师很难将腭骨锥突和蝶骨翼突进行明确分割，因此，蝶腭结合区应该作为一个整体参与种植设计，在可能的情况下，种植体根尖应该正对蝶腭结合区骨皮质最厚的区域进行穿出。在进行翼上颌种植手术设计时，需要尤其注意的解剖结构包括上颌窦底及上颌窦后界、腭骨锥突最低点（种植体根尖不能低于该位点）、翼上颌裂最低点（种植体根尖不能高于该点）、腭降动脉（种植体应该距离该动脉至少3 mm安全距离），以尽可能避免术中并发症的出现。

（一）上颌结节种植的外科设计思路

上颌结节种植的首选方案应该是以上颌第二磨牙位置作为植入位点，以远中倾斜30°的角度进行种植体方向设计（此时种植体与Frankfort平面约呈40°夹角）。该设计的优点包括：① 种植体颈部远中还剩余足够宽度的骨组织，种植体植入过程中不会出现牙槽骨开裂的临床情况。此外，由于种植体颈部相对偏向近中，对患者的开口度要求相对较小，整个外科程序和修复程序的操作也更加容易实施。② 通过远中倾斜植入可以有助于使用更长的种植体，并且30°的倾斜角度容易通过使用角度复合基台完成平行度纠正（图6-1至图6-3）。

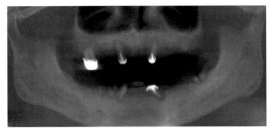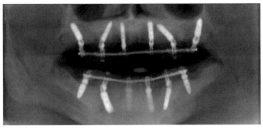

图6-1　上颌结节种植手术术前CBCT截图以及术后即刻CBCT截图

术前可见上颌结节区骨质骨量尚可，可见种植体远中倾斜，种植体长度受到上颌结节体积的限制

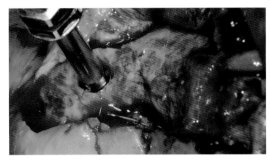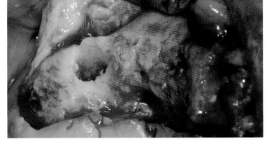

图6-2　上颌结节种植窝洞预备时的钻针倾斜度　　图6-3　上颌结节种植窝洞预备完成后，可见种植窝洞四周理想的骨质骨量

当因上颌窦气化导致上述种植通道可能穿通上颌窦腔时，手术医师可以对种植体植入位点及植入角度进行相关调整。笔者建议首先维持种植体颈部位置不变，增大种植体倾斜角度至约45°左右（此时种植体与Frankfort平面约呈55°夹角）。

对于增大种植体倾斜角度仍无法避开上颌窦腔的临床情况，可以考虑往远中调整种植体的颈部位置。值得注意的是，即便往远中移动种植体，也应当尽量保证种植窝洞预备完成后在窝洞远中存留5 mm的剩余骨宽度，以免种植体植入过程中的上颌结节开裂以及后期修复操作的困难。若通过调整种植体颈部位置和倾斜角度均无法满足理想长度种植体的植入条件，或是上颌结节骨密度严重不良，建议放弃上颌结节种植，选择上颌结节-翼板种植或跨上颌窦翼板种植。

（二）上颌结节-翼板种植体的设计思路

1. 上颌结节区骨量理想，骨密度较差　以上颌第二磨牙位置作为翼上颌种植体颈部的植入位置，以翼突内外板与腭骨锥突的交接处作为种植体根尖的植入位点进行种植体外科设计，以确保种植体获得最大限度的骨皮质锚定，维持理想的种植体初始稳定性。若以该设计导致种植体远中倾斜度过大（超过60°），则可以在确保种植体颈部位置处于上颌结节远中边缘近中5 mm及以上的前提下，往远中稍微移动种植体颈部，以减少种植体的倾斜角度，从而方便平行度控制以及降低生物力学风险。值得注意的是，当种植体根尖位置不变时，往远中移动种植体颈部位置，所使用的种植体长度也要相应适当缩短，以免过度穿透蝶骨翼突，造成肌肉损伤（图6-4至图6-7）。

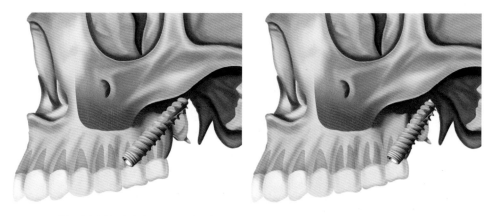

图6-4　翼上颌种植设计中不同的种植体颈部位置应对不同的种植体倾斜度以及种植体长度

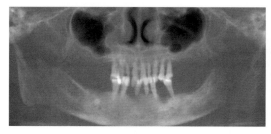
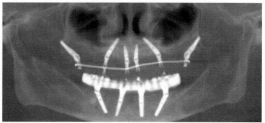

图6-5　上颌结节-翼板种植手术（上颌结节区骨量理想，骨密度较差）术前CBCT截图以及术后即刻CBCT截图

术前可见上颌结节区骨密度极低，骨量尚充足

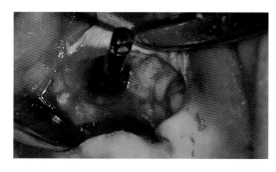
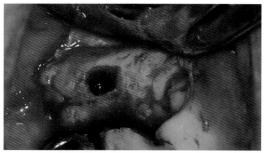

图6-6　上颌结节-翼板种植（上颌结节区骨量理想，骨密度较差）窝洞预备时的钻针倾斜度

图6-7　上颌结节-翼板种植（上颌结节区骨量理想，骨密度较差）窝洞预备完成后，可见种植窝洞四周充足的骨量，同时可见局部骨皮质菲薄，骨密度极低

　　2. 上颌结节骨量不足　对于该临床情况进行种植设计时，应该通过向远中移动种植体颈部位置或增加种植体远中倾斜度的策略，以尽可能维持上颌窦的完整性。值得注意的是，种植体最大的近远中倾斜度不应该超过60°（此时种植体与Frankfort平面约呈70°

夹角）。若上述调整仍无法确保种植体避开上颌窦腔，笔者不建议进一步增加种植体的倾斜角度，而应该考虑设计为跨上颌窦的翼板种植，否则过大的种植体倾斜度可能会导致更高的生物力学风险，此外也会造成种植体近远中面在垂直方向上的明显位置偏差，从而造成复合基台安装的困难以及平行度无法良好纠正的临床情况（图6-8至图6-10）。

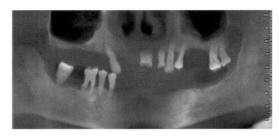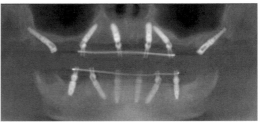

图6-8　上颌结节-翼板种植手术（上颌结节区骨量不足）术前CBCT截图以及术后即刻CBCT截图

术前可见上颌结节区骨量不足，骨密度尚可

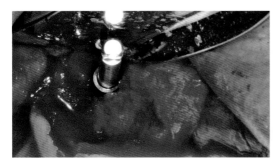

图6-9　上颌结节-翼板种植（上颌结节区骨量不足）窝洞预备时的钻针倾斜度

可见钻针远中倾斜度增加

图6-10　上颌结节-翼板种植（上颌结节区骨量不足）窝洞预备完成后，可见种植窝洞四周骨密度尚可，但种植体远中剩余骨宽度约为5 mm临界值

值得注意的是，遵循该设计思路进行种植体三维位置设计往往会导致种植体根尖的位置过度偏低，此时种植体根尖部无法获得最佳厚度的骨皮质固位，种植体初始稳定性的获得相对较难。此外，当种植体根尖位置过于低下，距离腭骨锥突下缘较近时或是种植体颈部位置过于偏向远中时，应该考虑放弃该方案，转而选择跨上颌窦的翼板种植。

（三）跨上颌窦的翼板种植设计思路

对于此类设计来说，由于放弃了对上颌窦完整性的保护，种植外科设计的自由度大大增加。将种植体颈部设计到上颌第二磨牙位置，将种植体根尖部设计到蝶腭结合区域，通过这两点就能够确定一个理想的种植体植入轴向。当上述植入计划中种植体倾斜度过大或者种植体颈部位置无 > 4 mm 的垂直骨厚度包绕时，可以考虑将种植体颈部往远中进行调整（图6-11至图6-14）。

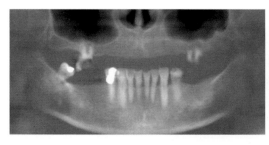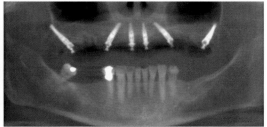

图6-11　跨上颌窦翼板种植手术术前CBCT截图以及术后即刻CBCT截图

术前可见上颌结节区骨量不足，骨密度较低；术后可见双侧上颌窦腔内液平面出现，说明窝洞预备和种植体植入过程中穿通上颌窦

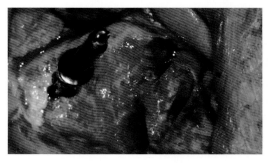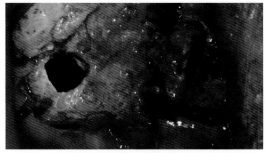

图6-12　跨上颌窦翼板种植窝洞预备时的钻针倾斜度

图6-13　跨上颌窦翼板种植窝洞预备后（可见上颌窦的穿通）。为了保证种植体颈部位置存留 > 4 mm 的颈部骨包绕，种植体颈部位置稍往远中调整

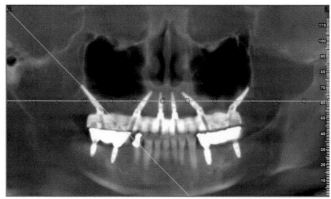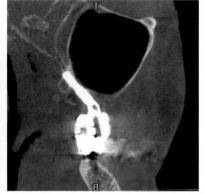

图6-14　跨上颌窦翼板种植永久修复即刻CBCT图像

可见上颌窦内无上颌窦炎症表现

　　上述种植设计主要讨论的是种植体颈部的近远中位置以及种植体近远中的倾斜角度。在此基础上，可以进一步设计种植体颈部的颊腭侧位置以及种植体的颊腭侧倾斜角度。就笔者经验而言，建议将种植体颈部位置设计为稍偏颊侧的情况，从而可以在很大

程度上避免钻针在预备过程中的滑动，也方便后续修复组件的安装。种植体根尖的颊腭侧位置则应该正对腭骨锥突结节所处的假想垂直线，从而有助于获得最佳厚度的骨皮质锚定，也有助于减少对翼内肌的损伤。通过明确种植体颈部位置和种植体根尖位置，此"两点"即能轻松确定种植体颊腭侧的倾斜度（图6-15）。

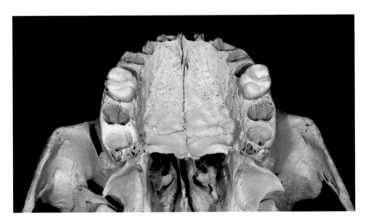

图6-15　腭骨锥突结节及其假想垂直线

红色半透区域代表腭骨锥突结节，红色虚线代表其中点的假象垂线

三、术前准备

（一）器械及设备准备

除了种植手术常规设备、器械和材料，还应该准备好翼上颌区种植器械套装（包括2 mm直径加长硬骨钻、骨挤压器械、攻丝器械、万用植入扳手、定位器械、种植体、复合基台、基台保护帽、印模配件及修复配件等）。

（二）药物准备

包括抗生素，镇静、镇痛、抗焦虑药物，胃肠支持药物，局部麻醉药物等。笔者建议所有患者在术前半小时至1小时区间口服阿莫西林克拉维钾酸片（1 000 mg/次）。

（三）医护准备

术前首先需要核对患者的身份信息，随后同患者确认方案，详细介绍手术过程以及可能存在的相关并发症，在取得患者理解后嘱患者签署手术知情同意书。

四、翼上颌种植的通用外科操作流程

由于上颌结节种植的外科难度较小，以下内容主要针对上颌结节-翼板种植以及跨上颌窦翼板种植。

（一）消毒铺巾

按常规种植手术流程，嘱患者含漱0.12%复方氯己定漱口水进行口腔消毒，要求含漱3次，每次1分钟；使用碘伏纱布按由内而外的术区消毒原则擦拭口周及面部完成口

外消毒，要求上达眶下，下达下颌下，两侧达耳屏前；消毒完成后，按口腔颌面外科手术原则完成铺巾。

（二）椅位控制

待患者在牙椅上坐稳后，应当将手术椅位调整至水平状态，继而调整头靠，使患者头部轻度后仰，以获得最佳的手术视野。值得注意的是，该头位尽管在翼上颌种植手术中的视野暴露上存在优势，但其也会导致误吞误吸的风险增加。因此，笔者通常会在患者口内铺置纱布块，以应对可能出现的因器械脱落至患者口腔而导致误吞或误吸的临床风险，并且有助于引导患者在手术过程中采用鼻呼吸，防止因为紧张导致的过度通气。随后，要求患者向术区对侧偏头，以尽可能满足直视下观察翼上颌术区的目的。

（三）麻醉

翼上颌种植手术中通常使用局部浸润麻醉就能达到理想的麻醉效果。使用4%的阿替卡因在术区周围进行三点注射，注射位点包括上颌结节腭侧、上颌结节远中、磨牙区颊侧前庭沟。若麻醉效果仍不佳时，可以增加腭大孔阻滞麻醉以及上颌结节阻滞麻醉。

对于少数因过度焦虑、紧张导致麻醉效果不佳的患者或全身情况不稳定的患者可由麻醉医师配合静脉镇静或吸入镇静辅助手术开展。在静脉镇静上，临床多采用咪达唑仑单剂静脉给药或配合丙泊酚等复合给药；或者也可以考虑使用右美托咪定微泵，通常都能达到理想的临床效果。在吸入镇静上，通常选择的是40%～60%体积分数的氧化亚氮（笑气）。

（四）切口设计、暴露术区及解剖标志点

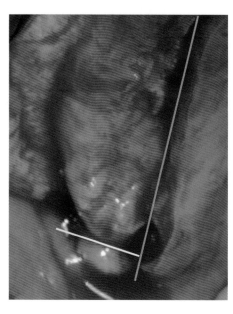

图6-16　翼上颌种植手术的切口设计

蓝线：牙槽嵴顶切口，注意切口稍偏腭侧，远中延伸至翼上颌切迹；黄线：颊侧附加垂直切口

待麻醉效力良好后可以进行切口制备。对于翼上颌种植手术来说，建议在牙槽嵴顶正中略偏腭侧制备牙槽嵴顶切口线，要求切口线远中延伸至翼上颌切迹。随后可以在切口线远中边缘偏近中2～3mm的上颌结节处辅助增加一条颊侧垂直切口，以便于软组织瓣的剥离（图6-16）。

保证切口线切透骨膜后，紧贴骨面将黏骨膜瓣向唇颊侧剥离，并同时将腭侧瓣进行适当剥离，充分暴露上颌结节颊侧、远中和腭侧，对于上颌结节区较低平患者，建议小心剥离至接近腭大孔水平，以便于窝洞预备及种植体植入时观察钻针/种植体方向与腭大神经血管束的三维位置关系。软组织瓣剥离完成后，在骨性上颌结节后缘及腭侧转角区后内侧可以探查到一个骨性的局限性隆起，即为腭骨锥突结节，是翼上颌种植术中的重要解剖参考点（图6-17）。强烈建议初学者探查并暴露该解剖结构，以方便指导窝洞预备方向。

值得注意的是，对于牙槽嵴严重吸收或上颌结节明显低平的病例，牙槽嵴顶切口不能过度偏向腭侧，以免在切口制备或者翻瓣过程中损伤腭大动脉，从而导致大量出血。

（五）种植窝洞预备

以上颌结节远中点作为骨性参考，按照术前设计进行窝洞预备的定点。随后使用骨膜剥离器在上颌结节后内侧探明锥突结节，并用骨膜剥离器或定位工具指示锥突结节的位置，然后选用2 mm直径、尖端锋利的先锋钻，从确定的种植体定点位置往腭侧倾斜调整钻针备洞角度，要求钻针尖端正对腭骨锥突结节中点的假想垂直线（图6-18）。与此同时，在该颊腭侧倾斜角度上，按照术前模拟植入的设计，调整种植体的近远中倾斜角度，进行种植窝洞制备。在整个预备过程中，要密切注意备洞方向的稳定以及备洞过程中的冷却，必要时使用方向杆对备洞方向进行探查。若备洞方向理想，则应该在术前设计的特定深度上触碰到高密度的蝶腭结合区。一旦有落空感出现或者在预期应当触碰蝶腭结合区的备洞深度还未感受到骨密度的增加，则应当立即停止备洞，观察钻针方向是否同术前规划一致。待先锋钻预备完成之后，种植体的植入轴向即被完全确定下来。后续的备洞过程则相对较为简单。

先锋钻制备完成后，可以按照不同的临床情况，选择不同的窝洞预备方案。对于上颌结节区骨量充足、骨密度较低的临床情况，可以选择骨挤压与钻针备洞交替进行完成种植窝洞的预备。使用骨挤压器旋转预备上颌结节位置，而在蝶腭结合区进行钻针预备，以免过度的骨挤压造成翼板骨开裂和患者的不适。对于上颌结节区骨量不足或是骨密度较好的临床情况，笔者建议全程使用钻针进行窝洞预备，以简化外科操作，缩短手术时间（图6-19）。

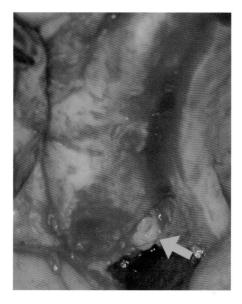

图6-17　翼上颌种植手术软组织瓣翻起
绿色箭头：腭骨锥突结节

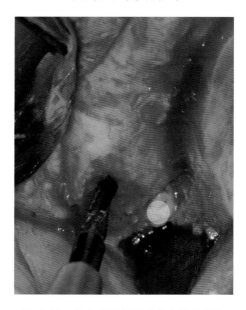

图6-18　翼上颌种植手术的先锋钻预备
钻针正对腭骨锥突结节中点的假想垂直线

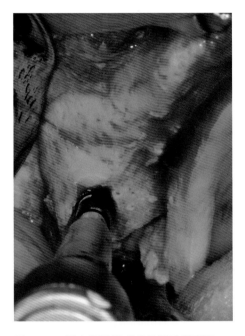

图6-19 翼上颌种植手术的扩孔钻预备

确保扩孔钻完全遵循先锋钻路径

为了获得理想的种植体初始稳定性，终末扩孔钻的直径应该根据种植体直径以及局部骨密度进行选择。一般情况下，保证终末扩孔钻直径小于种植体直径0.6 mm左右为宜。对于某些翼板区骨密度较低的临床情况，可以考虑增加终末扩孔钻直径与种植体直径之间的极差。但要注意的是，备洞深度要充分，窝洞直径必须大于种植体尖端直径，以免在种植体植入过程中出现种植体的溢扣。

（六）种植体植入

在种植体植入过程中，使用机用手机植入或手动植入均可。一般来说，使用种植手机植入操作更加容易，对患者的开口度要求也较低（图6-20）。当患者开口度理想时，可以使用直型植入手柄完成种植体植入，方便观察种植体的植入轴向（图6-21和图6-22）。

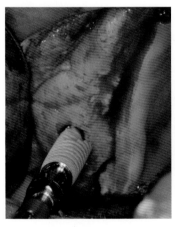

图6-20 翼上颌种植的种植体植入

种植手机植入

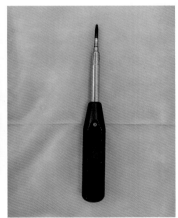

图6-21 用于种植体植入的直型手柄

已连接好种植体

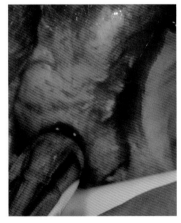

图6-22 翼上颌种植的种植体植入

直型手柄植入

笔者不建议手术医师使用普通的扭矩扳手进行植入，以免在植入过程中出现过大的侧向摆动，从而增加上颌结节裂开的风险，抑或是出现植入过程中种植体的轴向偏斜。

由于种植体根尖始终往远中倾斜，所以，当种植体就位后，种植体近中肩台相较于远中肩台总是更偏向根方（图6-23和图6-24）。在笔者的临床实践中，通常以种植体远中肩台位置作为种植体深度的参考点。当植入位点垂直向软组织厚度理想时，种植体远中肩台建议放置于骨水平；当种植植入位点垂直向软组织厚度不足时，种植体远中肩台可以位于骨水平以下，保证肩台上方3 mm左右的垂直向软组织厚度，从而维持稳定的软组织封闭。

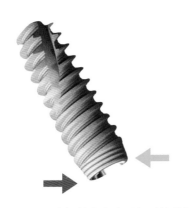

图6-23　以远中倾斜的角度进行种植体植入

种植体远中肩台位置（红色箭头）相较于近中肩台（绿色箭头）更偏向冠方

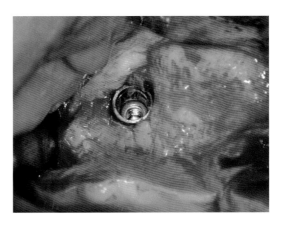

图6-24　以远中倾斜的角度进行种植体植入

在软组织厚度理想的情况下，确保种植体远中面与骨平面平齐，可见种植体近中面位于骨下

（七）复合基台及基台保护帽的安装

笔者认为所有的翼上颌种植体都应该尽可能在术后即刻完成复合基台的安装，以减少二期手术创伤，对于初始稳定性不良的种植体也有助于避免发生种植体向组织深部移位。在安装复合基台前，为了保证基台的被动就位，首先需要使用球钻或者种植骨磨去除种植体肩台上方部分骨组织。随后，根据局部软组织厚度选择合适穿龈高度的复合基台，要求复合基台连接后，基台肩台位于龈上0.5 ～ 1 mm。在安装过程中，由于操作空间的限制，使用手动扳手可能难以拧紧中央螺丝。因此，笔者强烈推荐使用机用扳手完成中央螺丝的加力，具体的扭矩值参考厂家建议（图6-25）。在复合基台安装完成后，在其上方旋入基台保护帽。

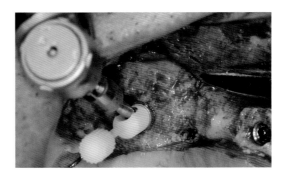

图6-25　使用机用扳手完成中央螺丝的加力

（八）缝合

完成上述所有临床操作后，将软组织瓣予以拉拢，实行对位缝合。对因罹患糖尿病、高血压或大量吸烟从而影响伤口愈合能力的患者来说，建议尽可能实现严密对位缝合；当存在活动性出血时，需仔细查找出血位点，予以电凝或者结扎，确保充分止血后再进行严密缝合。

（九）术后影像学评估

术后常规拍摄CBCT，对种植体植入方向和三维位置做最终评估，检查种植体周围是否有充足的骨包绕，种植体是否获得了翼板区骨皮质的固位，复合基台是否完全就位等。值得注意的是，对于未能达到术前预设三维位置的种植体来说，若种植体预期使用寿命理想且能够按计划完成修复治疗，建议保留该种植体，而不再需要拔除后重新植入，从而可以大大减少手术创伤和手术难度。即便如此，也建议手术医师仔细分析手术误差缘由，以便于在后续临床操作过程中进行不断纠正和进步。

通过准确的术前分析并随后按照上述标准程序进行种植体植入，通常都能够获得理想的翼上颌种植术后效果，就笔者经验来说，该技术有很强的实操性和可重复性（图6-26至图6-31）。

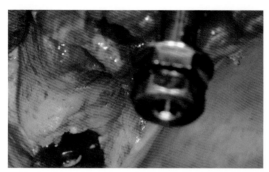

图6-26 翼上颌种植术区的暴露

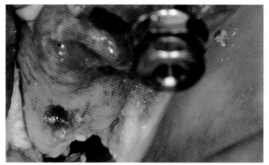

图6-27 使用球钻完成翼上颌种植的定点
定点位置稍偏颊侧

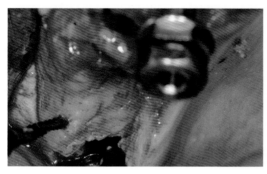

图6-28 按照预期轴向使用2 mm先锋钻进行种植窝洞制备

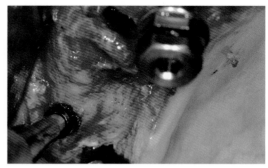

图6-29 遵循先锋钻确定的种植轴向进行进一步窝洞预备

本章内容主要针对初涉翼上颌种植的种植医师，通过暴露重要的解剖结构来指示钻针的备洞方向。对于经验丰富的临床医师或借助数字化手段完成的翼上颌种植手术，可以考虑小翻瓣甚至不翻瓣进行种植体植入。但其中的基本原理与本章内容并无不同，遂不再赘述。

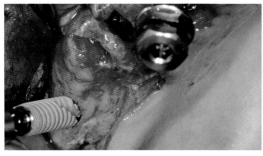

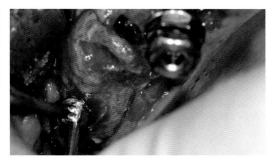

图6-30　使用直型植入手柄完成种植体植入　　图6-31　使用机用扳手完成复合基台的扭矩控制

参 考 文 献

［1］浦益萍，高振华，赵正宜，等.上颌翼板区种植技术的临床应用及操作规范［J］.中国口腔种植学杂志，2021，26（3）：143-151.

［2］Aalam AA, Krivitsky-Aalam A, Kurtzman GM, et al. The severely atrophic maxilla: decision making with zygomatic and pterygoid dental implants[J]. J Oral Biol Craniofac Res, 2023, 13(2): 202-206.

［3］George P, Kurtzman G. Pterygoid implants: anatomical considerations and surgical placement[J]. Journal of Osseointegration, 2022, 14(2): 81-87.

［4］Puisys A, Linkevicius T. The influence of mucosal tissue thickening on crestal bone stability around bone-level implants. A prospective controlled clinical trial[J]. Clin Oral Implants Res, 2015, 26(2): 123-129.

［5］Sun Y, Xu C, Wang N, et al. Virtual pterygoid implant planning in maxillary atrophic patients: prosthetic-driven planning and evaluation[J]. Int J Implant Dent, 2023, 9(1): 9.

第七章

数字化静态导板在翼上颌种植外科中的应用

随着数字化技术的不断进步，数字化手段已经深度参与口腔种植治疗的全流程。对于种植外科来说，采取数字化技术的核心目的在于辅助临床医师在术中将种植体植入一个术前所预设的精确三维位置，从而减少自由手操作时的手术误差。

目前，数字化技术在种植外科中的应用主要包括数字化静态导板、数字化动态导航以及种植机器人全程预备下的种植体植入。相较于后两类数字化手段，当前数字化静态导板的临床应用更加普遍也更容易推广。通过在术前获取患者颌骨的CBCT数据、剩余牙列数据，或是预期修复体的数据，加工中心可以通过虚拟植入设计出理想的种植体三维位置，并按照该设计加工制作出个性化的数字化静态导板，从而起到在术中辅助定位种植体的手术目的。本书将着重介绍数字化静态导板在翼上颌种植中的设计要点、生产制作与临床应用。

第一节　翼上颌种植中数字化静态导板的设计

由于翼上颌种植术区毗邻重要动脉（包括腭降动脉、腭大动脉以及腭小动脉），所以在规划种植体三维位置之前应当优先考虑避开上述动脉结构。令人遗憾的是，相较于下牙槽神经管，大部分种植规划软件并不提供标记上颌区域血管或神经管的功能，这使得在翼上颌种植导板设计中存在相应困难。目前，翼上颌种植导板设计过程尚无统一规范流程。笔者在日常工作中常通过借助第三方影像处理软件Mimics（Materialise's interactive medical image control system，比利时）进行上颌术区动脉标记，随后将拟合数据同数字化印模/口扫数据一并载入常用导板设计软件3shape Unite（丹麦）中进行导板设计，已经探索出一种高效、准确、可重复性强的翼上颌种植导板设计策略，然而该方式操作步骤繁多，操作过程较为烦琐，学习曲线较为陡峭。本书介绍一种仅通过3shape Unite软件就能完成的导板设计方法，现将具体设计步骤总结如下，以便于读者参考。

一、数据的获取及准备

在进行翼上颌种植规划之前，需要进行恰当的数据准备。本书展示的是1名无牙颌患者需要进行翼上颌种植导板设计的具体操作。

在进行种植设计前，首先需要按照患者的牙槽嵴状况以及咬合关系制作出一副理想的放射导板，然后可以采用传统的"双CT法"（即患者佩戴放射导板拍摄1次CBCT，单独对放射导板拍摄1次CBCT）进行医学数字成像和通信（digital imaging and communication in medicine, DICOM）数据的采集。尽管"双CT法"已经在临床上应用多年，但时至今日，"双CT法"已经显露了很多弊端，例如拍摄时的放射剂量难以把控，标记点材料容易发生散射，阈值分割三维重建不稳定等，均会增加此方法的操作难度和系统误差。因此笔者引入了更为可靠的"单CT法"（即只需要患者佩戴放射导板拍摄1次CBCT，对于放射导板进行模型扫描而非拍摄CBCT获取数据），这种方法有效规避了上述"双CT法"的弊端，增加了导板的最终精度。后续操作步骤即对"单CT法"进行详解演示。

为了在虚拟设计软件3shape Unite中实现"单CT法"，首先需要进行相关数据准备。将扫描放射导板所获的STL格式数据导入STL数据编辑软件Meshmixer（Autodesk，美国）中，使用展开笔刷选取工具选取内侧面与外侧面交界处并点选"丢弃"指令，从而有助于导板内侧面形态的分割，并在一定程度上截短了内侧面边缘，防止导板边缘过长阻碍术中就位（图7-1和图7-2）。随后，双击选择放射导板内侧面区域，并点选"反向

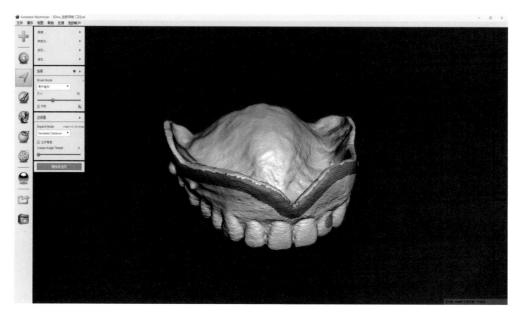

图7-1　使用展开笔刷选取工具选取内侧面与外侧面交界处并点选"丢弃"指令

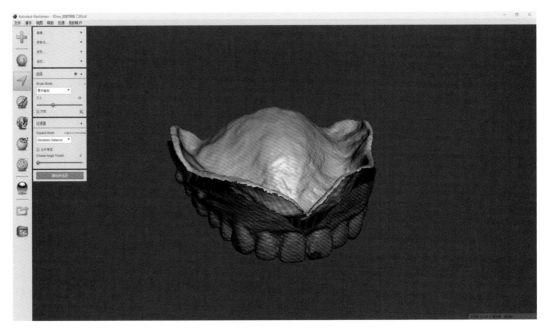

图7-2 双击选择外侧面区域，并点选"丢弃"指令

法线"指令，从而可以依据放射导板内侧面形态反向生成患者的口内扫描数据，将该数据输出为STL格式数据（图7-3和图7-4）。最终获得同一坐标系内的两组STL数据，可导入3shape Unite软件中进行后续设计（图7-5）。

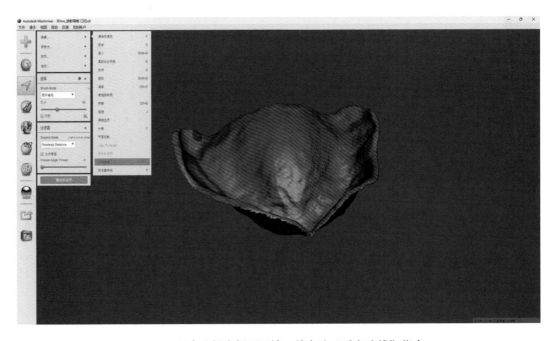

图7-3 双击选择内侧面区域，并点选"反向法线"指令

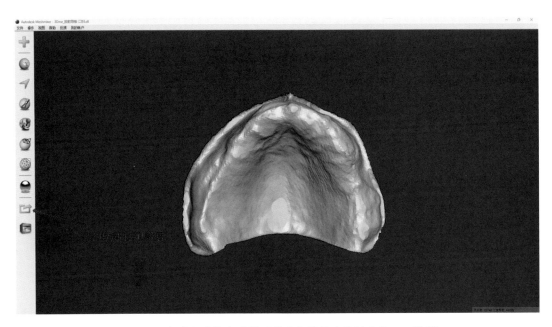

图7-4　完成上述指令后即可单独将其导出为独立的STL数据

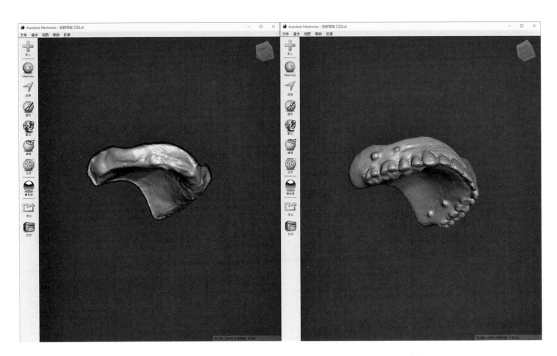

图7-5　通过数据处理获得同一坐标系内的两组STL数据

二、翼上颌种植导板的设计

在静态导板设计软件的选择上，笔者认为普及度更广的软件更有优势，3shape Unite是大多数义齿加工所或设计中心使用的静态导板设计软件，因此笔者将用这款大家比较熟悉的软件介绍翼上颌种植导板设计的全过程，其具体过程如下。

1. 数据的导入与匹配（图7-6至图7-10）

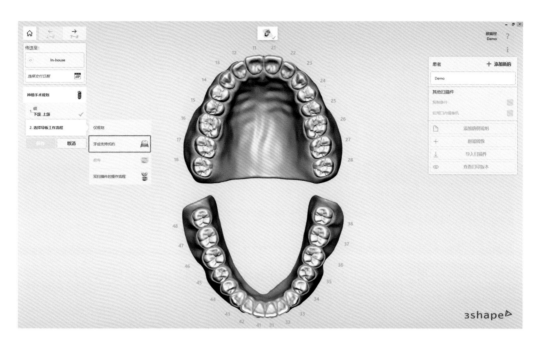

图7-6　在软件中建单时选择上下颌，并在导板工作流程中选择"牙齿支持式的"

即便仅需要生成上颌导板，也需要同时选择上下颌，以方便腭降动脉的标记

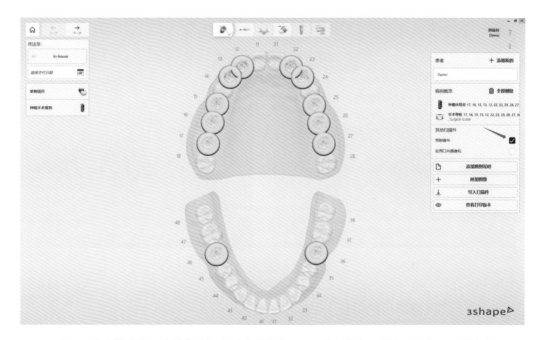

图7-7　在"牙齿支持式的"建单中选择所需种植位点以及固位钉位点，并勾选右侧"预制备件"选项

注意需要勾选下颌2个位点，便于软件提供勾画动脉的选项

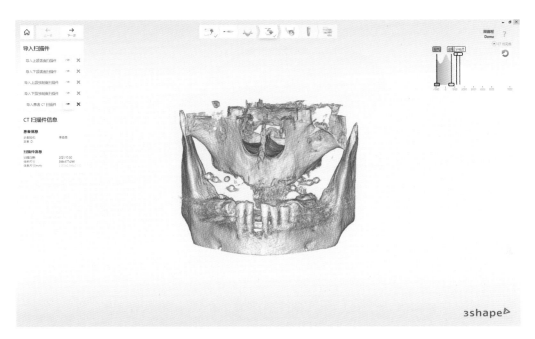

图7-8　在"导入患者扫描件"选项中导入患者佩戴放射导板所获取的CBCT数据

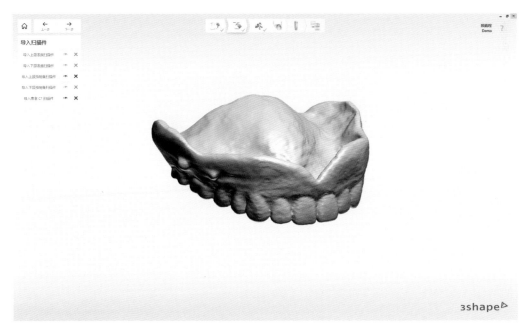

图7-9　在"导入上颌预制备扫描件"选项中导入放射导板的扫描数据

数据源自图7-1至图7-5

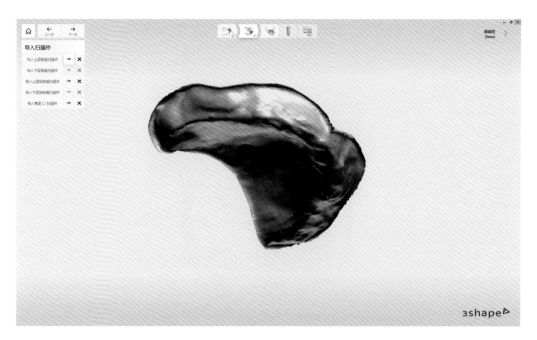

图7-10 在"导入上颌表面扫描件"选项中导入黏膜面STL数据

数据源自图7-1至图7-5

注意：在两个下颌扫描件的导入区域任意导入STL即可，仅用于完善流程

2. 种植体的三维位置设计（图7-11至图7-23）

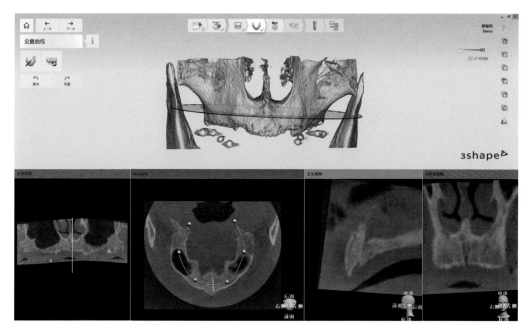

图7-11 设置"全景曲线"

需要特别注意的是，应将绿色展开线设置穿过上颌结节、锥突及翼突结合区，从而有助于在完整的图像界面进行后续种植体三维位置的摆放

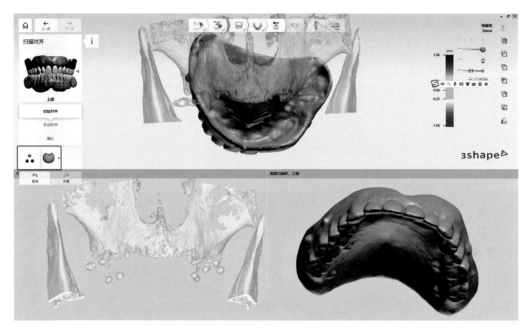

图7-12　选择"按三点对齐"以及"按预制备件对齐"这两个选项进行配准

值得注意的是，在选择标记点时，标记点应该尽可能呈三角形分布，并相互远离，从而有助于配准的准确度

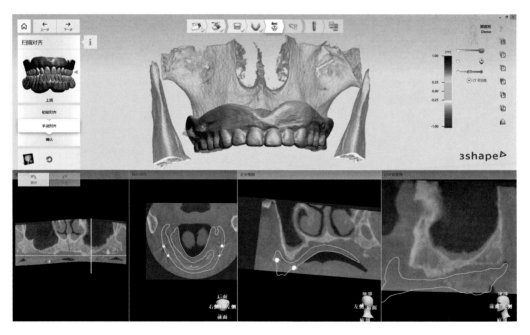

图7-13　在手动对齐模式中查看框线对齐结果

放射导板显影轮廓应与扫描轮廓尽量匹配

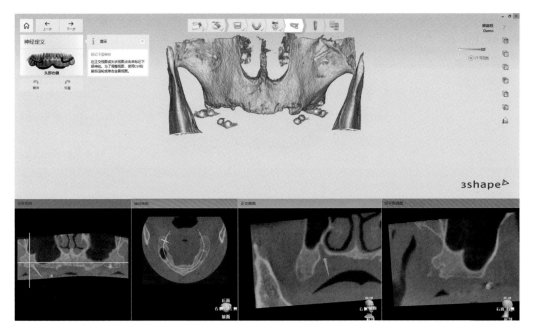

图7-14　使用标记下颌神经管功能对腭降动脉进行标记

鼠标定位到腭大孔，逐一绘制双侧腭降动脉-腭大动脉

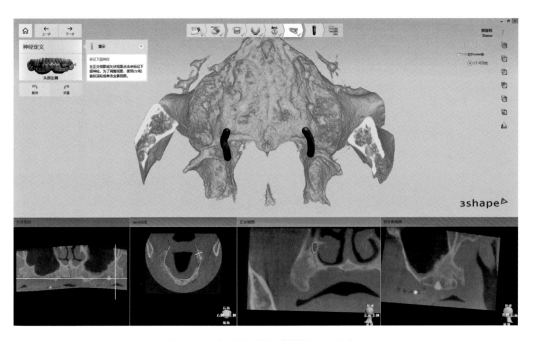

图7-15　勾画完成的动脉标记（红色）

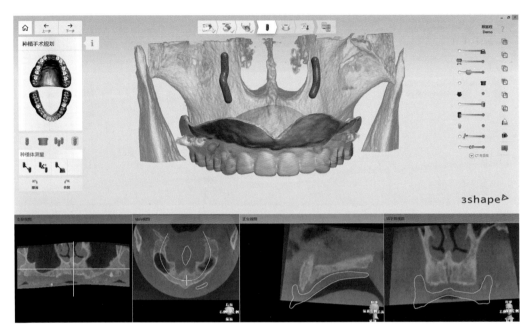

图7-16　在种植手术规划中，可以在右侧切换两套STL数据的透明度，以指导种植体的三维位置

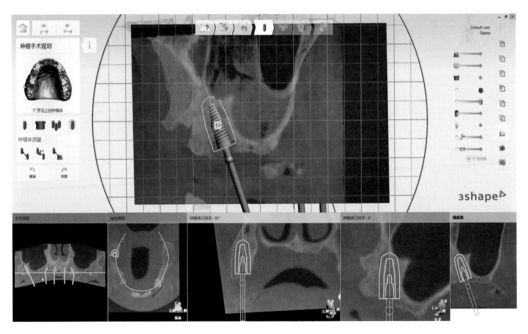

图7-17　按照设计原则进行翼上颌种植体的三维位置设计

主视野图示为右侧翼上颌种植体，矢状面视图

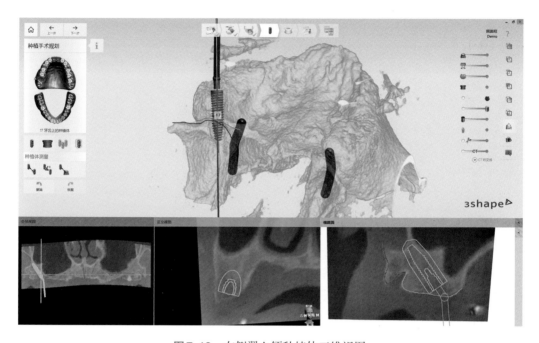

图7-18　右侧翼上颌种植体三维视图

可见种植体穿通上颌结节、腭骨锥突、蝶骨翼突；蓝色为上颌结节区边界轮廓，红色为蝶腭结合区轮廓

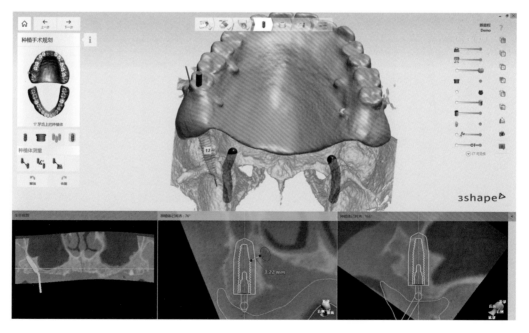

图7-19　右侧翼上颌种植体三维视图

可见种植体与腭大动脉-腭降动脉之间有足够的安全距离；使用30°复合基台修正种植体倾斜度后，种植体穿出于17位点远中

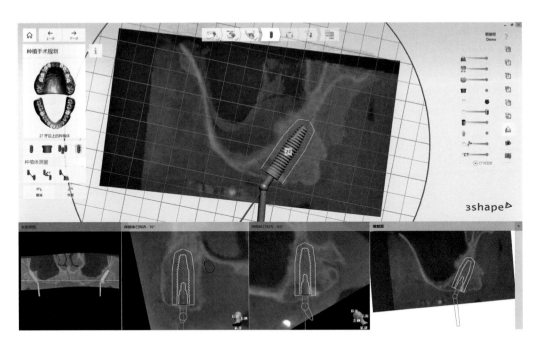

图7-20　按照设计原则进行翼上颌种植体的三维位置设计

图示为左侧翼上颌种植体，矢状面视图

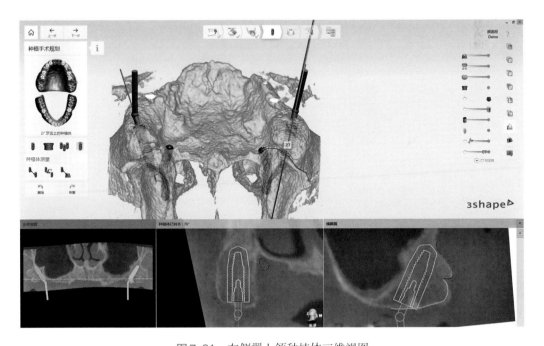

图7-21　左侧翼上颌种植体三维视图

可见种植体穿通上颌结节、腭骨锥突、蝶骨翼突；蓝色为上颌结节区边界轮廓，红色为蝶腭结合区轮廓

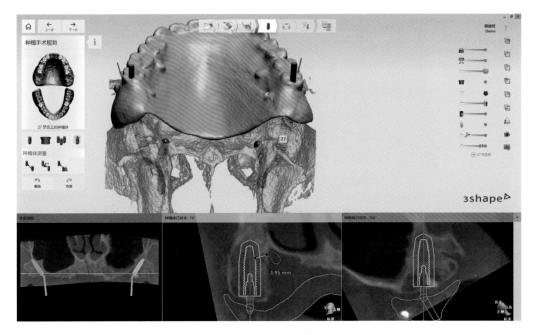

图7-22　左侧翼上颌种植体三维视图

可见种植体与腭大动脉-腭降动脉之间有足够的安全距离；使用30°复合基台修正种植体倾斜度后，种植体穿出于27位点远中

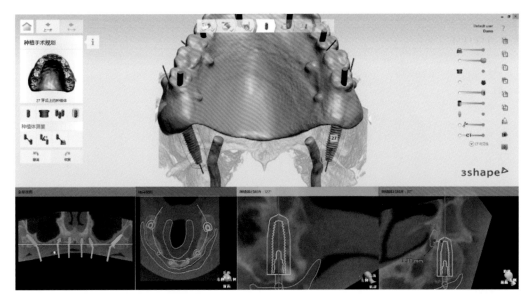

图7-23　完成其余种植体的三维位置设计

3. 数字化静态导板的设计（图7-24至图7-27）

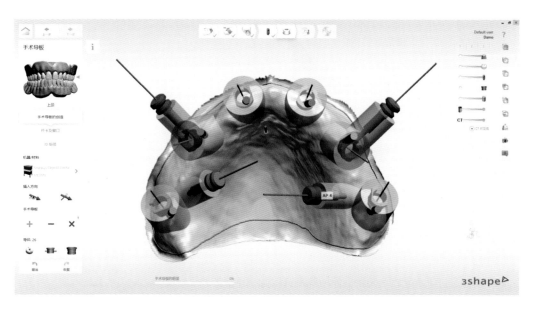

图7-24 完成固位钉的三维位置放置，并在"手术导板"模块中设计导板的覆盖范围，上颌范围应尽量利用所有黏膜组织面，从而增加导板的稳定性

当前牙区骨量受限时，可考虑在后牙区腭侧增加固位钉，以防止导板产生扭转或撬动。值得注意的是，固位钉的放置位置应确保不能干扰种植钻针的备洞路径

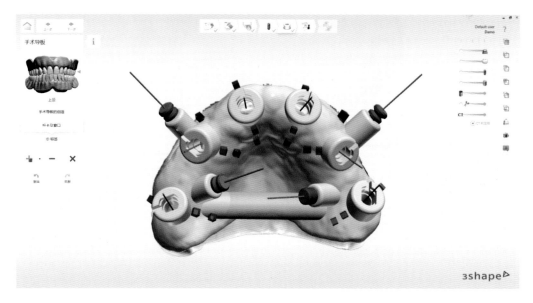

图7-25 在"手术导板"模块中增加加强杆，减少导板在进行增材制造生产过程中产生形变的可能

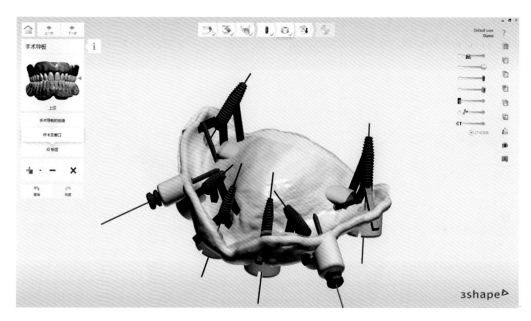

图7-26 在"手术导板"模块中使用检查窗口命令开设各种检查窗口、冷却水孔或麻醉引导孔

位点颊侧浅部、腭侧浅部、腭侧深部，精确地局部麻醉可以最大限度减少黏膜麻醉肿胀所带来的导板撬动风险

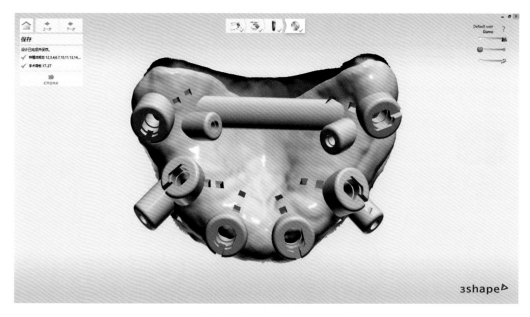

图7-27 在软件中核准并输出导板STL数据文件

至此，带有翼上颌区种植位点的导板已设计结束。而对于下颌导板来说，若无制作需要可以直接从软件中舍去。尽管本节仅介绍了无牙颌的翼上颌种植导板设计，但是根据本节内容，读者应该能够轻松完成牙列缺损患者的翼上颌种植导板设计，故此不再重复。

第二节　数字化静态导板的加工制造

一、数字化静态导板的常见制造方法

数字化静态导板主要分为两类制造方法：减材制造与增材制造。在口腔数字化发展的早期，数字化静态导板的生产主要是采用减材制造法，常见的减材制造方法是以瓷睿刻（登士柏，美国）为代表的数控切割技术（numerical control milling）。但由于其使用成本较高，逐渐被更经济实惠的增材制造方法取代。在口腔医学领域常见的增材制造方法是快速成型技术（rapid prototyping, RP）。

快速成型技术的原理是将三维数据切割成若干个具有一定厚度（层厚）的片状模型，然后通过一定的成型方法（熔融沉积制造、液态光敏树脂选择性固化制造、粉末材料选择性激光熔接制造等）对其进行成型，不断在高度上进行堆积，最后结合成为一个整体的过程。

由于数字化静态导板是一次性使用的产品，为了最经济地对其进行生产，笔者目前主要采用液态光敏树脂选择性固化制造的方法，笔者称为"3D打印"设备。按其成型原理，又可以细分为三大类：立体光固化技术（stereo lithography apparatus, SLA）、数字光处理技术（digital light processing, DLP）、液晶显示技术（liquid crystal display, LCD）（图7-28）。

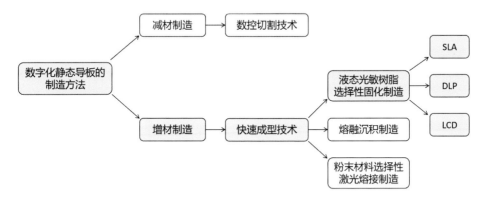

图7-28　数字化静态导板的制造方法分类

SLA是用特定波长和强度的激光聚焦到光敏树脂表面，以由点到线、由线到面、由面到体的顺序进行固化成型的技术。

DLP是利用数字投影仪将图像层层投射到光敏树脂表面进行面固化成型的技术。

LCD基本原理与DLP技术基本相同，但其利用的是LED阵列作为光源，再通过液晶屏将图像投射到光敏树脂上使树脂逐层固化堆积的技术。

二、使用液态光敏树脂选择性固化制造流程生成数字化静态导板

数字化静态导板在种植规划软件中导出的数据格式为STL格式，无法由"3D打印"设备直接识别，因此需要先使用软件对其进行切割分层，导出为一种可被识别的数据格式，再输出至"3D打印"设备，完成后续加工制作。加工完成后首先需要对导板进行清洗，一般使用95%以上乙醇溶液或者异丙醇溶液对其进行超声波震荡清洗，洗去表面残留的液体树脂，再去除支撑杆，安装对应的金属导环并进行最终的光固化（图7-29至图7-38）。

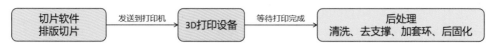

图7-29　液态光敏树脂选择性固化制造流程图

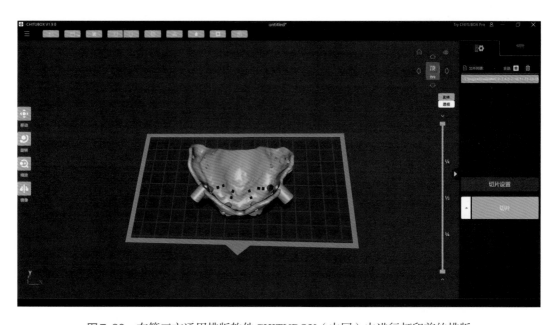

图7-30　在第三方通用排版软件CHITUBOX（中国）中进行打印前的排版

排版时应将导板内侧面朝上，尽量使所有套环孔的轴向接近垂直于打印平台，从而可有效减少堆积成型时各层之间的"层纹"

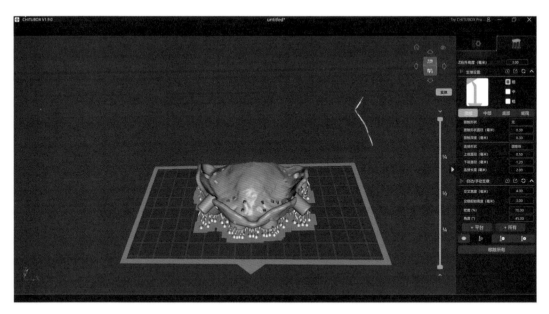

图7-31　在软件中使用软件自带功能一键添加支撑杆

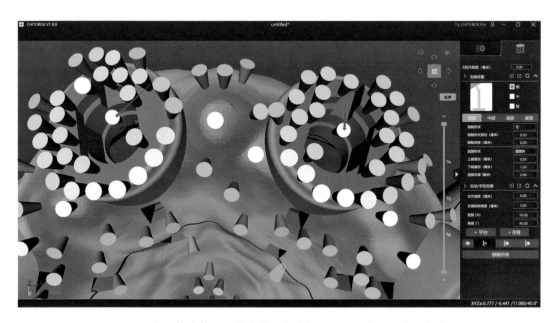

图7-32　在软件中使用软件自带功能编辑去除进入套环孔内的支撑杆

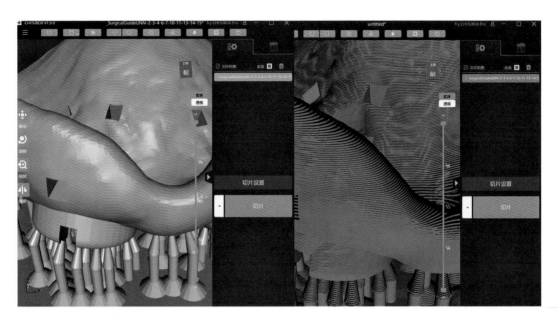

图7-33 设计完成后发出打印指令

左侧为三维显示画面，右侧为三维打印的执行数据，层厚为 0.1 mm，可见明显的堆积层纹

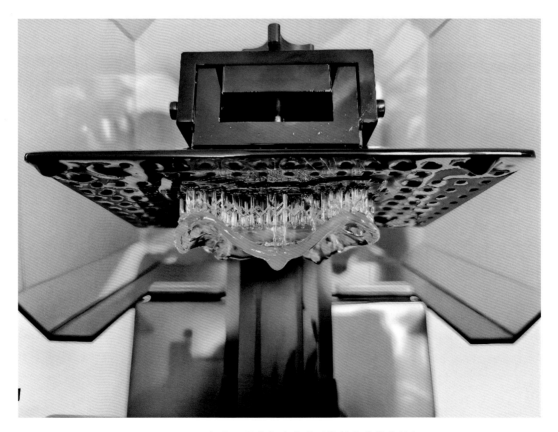

图7-34 "3D打印"设备打印完成后的数字化静态导板

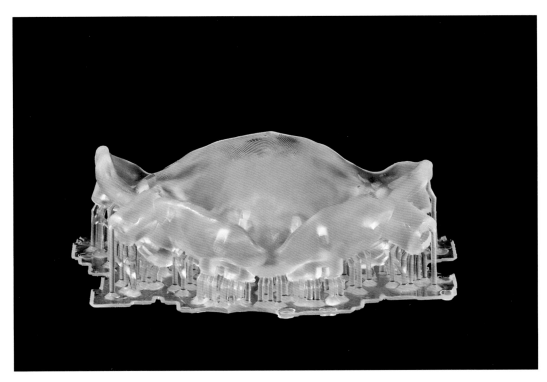

图7-35　"3D打印"设备打印完成后的数字化静态导板，可见支撑杆分布于外侧面

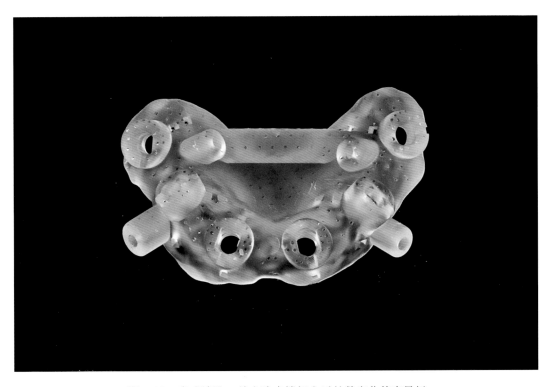

图7-36　完成清洗，并去除支撑杆之后的数字化静态导板

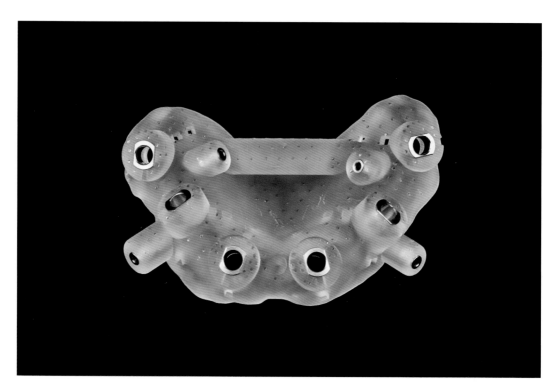

图7-37　金属套环的安装及固定

在套环外侧壁涂抹一定量的流体树脂，置于套环孔内，检查是否与套环孔平面平齐

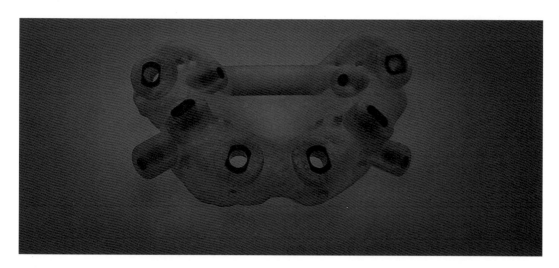

图7-38　整体置于后固化机箱中进行后固化处理

可以使金属套环周围的流体树脂光固化并增加数字化静态导板的整体强度。最后将制造完成的静态数字化导板进行相应的打磨抛光。至此，整个生产制造流程已完成

第三节　数字化静态导板技术在翼上颌种植中的应用

就数字化静态导板来说，根据导板的支持类型可以将其分为牙支持式导板、黏膜支持式导板以及骨支持式导板。不同的临床情况下，常常适用于不同支持类型的导板，而其中较为常用的是牙支持式导板以及黏膜支持式导板。由于翼上颌种植区域往往缺乏邻近天然牙的支持，所以在进行翼上颌种植时，通常选择使用黏膜支持式导板。研究认为，相较于牙支持导板，黏膜支持式导板的精度相对较差。此外，由于翼上颌种植位点常常存在较厚的牙龈组织以及严重受限的操作空间，相较于其他种植位点，使用静态导板进行翼上颌种植体植入时，存在更高的种植体位置不良的风险。然而，翼上颌种植却刚好又是对种植精准度要求极高的种植植入位点。若翼上颌种植的三维位置不良，不仅会对种植体的远期预后造成不利影响，甚至可能会发生难以处置的术中风险。为了获得理想的种植体植入精准度，减少导板手术的相关并发症，笔者就本人经验提出以下建议。

一、遵循合理的导板手术流程

虽然很多厂商都建议初学者通过使用导板辅助手术获得理想的种植体三维位置但导板手术也需要足够的学习曲线才能保证术中达成与预期目标的尽可能接近。为了确保理想的导板就位并且尽可能避免手术并发症，减少手术误差，笔者建议读者遵循下述临床建议及步骤进行导板手术。

确保导板在模型上准确就位后，将导板转移至患者口内，在患者咬合状态下，检查导板的就位情况以及贴合度。若导板下方黏膜均匀缺血泛白，则表明导板与黏膜组织贴合良好。在此基础上优先对颊侧固位钉位置进行浸润麻醉，确保麻醉剂缓慢注入，并控制好麻醉剂量，避免导板移位。待麻醉起效后，使用固位钉钻进行快速备洞，预备到工作长度后在旋转状态下将固位钉钻取出，以防止其折断。随后快速插入固位钉，完成导板的颊侧固定。随后，嘱患者张口，去除硅橡胶咬合记录，进行腭侧固位钉位置的浸润麻醉。以同样操作方式完成腭侧的导板固定。值得注意的是，在腭侧固位钉洞的预备及固位钉的插入过程中，需要助手辅助按压导板远中，防止导板翘起。待导板固定完成后，通过在黏膜转折处以及麻醉引导孔缓慢注射麻醉剂进行麻醉，待麻醉效果理想后开始进行窝洞预备以及种植体的植入。

在上颌无牙颌种植手术中，建议从双侧最远端位置进行窝洞的预备及种植体植入（即优先放置翼上颌种植体）。该方法有两大优势，其一可以通过种植体植入进一步稳定导板，防止导板的撬动；其二可以趁患者尚未开口疲劳时，优先处置对开口度要求更高的后牙区位点。

二、确保导板手术植入精度的建议及验证方法

任何手术均存在手术误差，使用导板辅助种植体植入也不例外。与常规导板手术一样，从数据采集到导板的加工制作，再到导板的戴入和就位，每个步骤都势必会有误差的产生，众多误差的累积就可能导致最终的植入位点严重偏离术前设计。为了尽可能减少手术误差，医师应当确保模型质量以及高分辨率的放射学检查结果，使用成熟的导板设计软件进行合理设计，确保导板就位理想并且拥有足够的固位力。在操作过程中，使用导板系统所匹配的原装车针进行备洞，从而保证合适的宽容度。除了上述内容，笔者特别建议尽可能在术前或术中对导板的精度进行有效验证，确保理想的植入方向。

根据笔者团队经验，常规在术前或术中确认导板植入精度的策略有以下几种。

1. 在窝洞制备前，戴入种植手术导板，拍摄CBCT图像　手术前按照常规设计制作数字化静态导板，在将导板戴入患者口内前，首先应该检查导板在模型上的就位情况，同时关注导板组织面及导板边缘是否存在树脂突起和锋利边缘。在模型上完成导板检查后，通过浸泡对导板进行消毒处理，随后戴入患者口内。通常来说，通过咬合记录硅橡胶可以保证导板的固位和稳定，确保导板就位到预设位置后，嘱患者在咬合状态下拍摄CBCT图像，通过在冠状面和矢状面评估局部导环假想中心线与局部牙槽嵴的相对位置关系，从而侧面反映导板的精确度（图7-39和图7-40）。

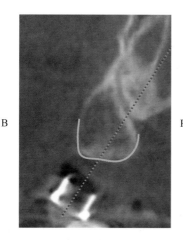

图7-39　术前戴入导板拍摄CBCT，在冠状面评估导环假想中心线与局部牙槽嵴的三维位置关系

B为颊侧；P为腭侧；红色虚线为导环的假想中心线；绿色实线为上颌结节外形

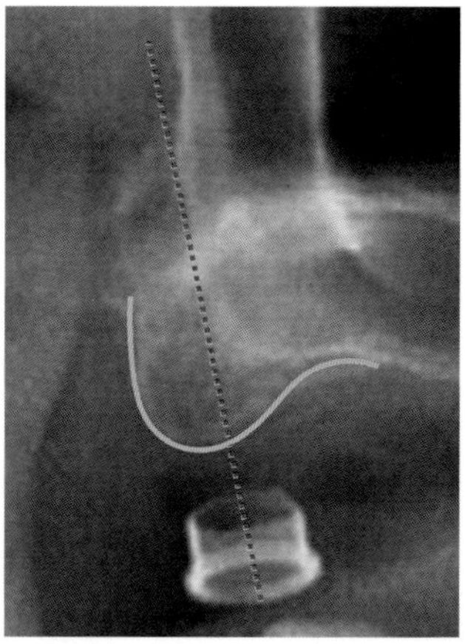

图7-40　术前戴入导板拍摄CBCT，在矢状面评估导环假想中心线与局部牙槽嵴的三维位置关系

D为近中；M为近中；红色虚线为导环的假想中心线；绿色实线为上颌结节外形

在该病例中，从冠状面上观察时，可以发现种植体中心线在颊腭侧方向上明显过度偏向腭侧，在此颊舌侧倾斜度上进行种植体植入，种植体根尖过多地进入了翼突内板（图7-39），难以获得最佳的骨皮质固位，因此应该适当减小该位点的腭侧倾斜度。从

矢状面上观察时，可以发现种植体中心线在近远中位置上明显过度偏向远中，在这个位置上进行种植体植入可能会导致上颌结节远中出现骨裂甚至骨折，这毫无疑问会影响种植体的长期稳定性。对于这样的临床情况，首先应当确定导板的就位是否理想，若导板就位稳定，需要考虑重新制作导板，或弃用导板，选择自由手手术。本病例因为患者的就诊时间紧张，选择使用自由手手术，通过稍微减小种植体的腭侧倾斜角度，向近中移动种植定点位置，并同时增加种植体远中倾斜角度，最终获得了理想的种植三维位置（图7-41和图7-42）。具体操作步骤同前，本节不再进行赘述。

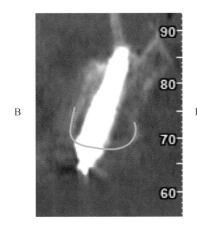

图7-41　弃用手术导板后，自由手完成种植体植入即刻的CBCT图像冠状面观

B为颊侧；P为腭侧；绿色实线为上颌结节外形

图7-42　弃用手术导板后，自由手完成种植体植入即刻的CBCT图像矢状面观

D为远中；M为近中；绿色实线为上颌结节外形

2. 在种植手术前打印的3D头模上，验证导板的精度　随着3D打印技术的不断进步，在术前打印出患者3D头模进行术前分析和诊断，已经成为十分快捷低价的日常流程。在术前打印出患者的3D头模（确保该模型包含整个翼上颌区域），并按照设计的导板固位钉位置在打印的头模上制备固位钉孔。使用固位钉将导板精确固定于模型上，随后在口外进行模拟植入，从而可以在直视下观察钻针与局部解剖结构之间的三维位置，评估手术导板的精确度（图7-43至图7-47）。

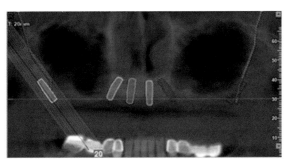
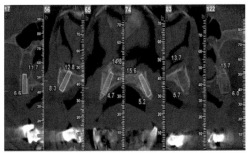

图7-43　上颌无牙颌患者的术前模拟植入设计

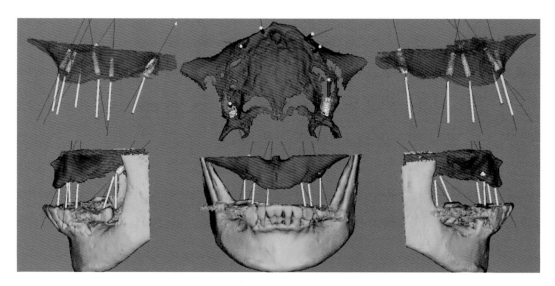

图7-44 按照术前模拟植入位点设计种植导板

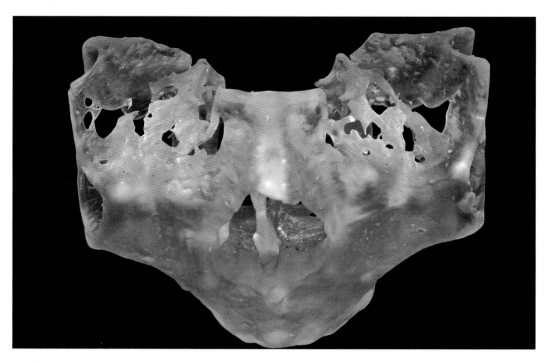

图7-45 3D打印加工制作的患者3D头模

3. 在种植手术中，先锋钻预备后，插入导向杆拍摄CBCT 对于患者口内余留牙数目较多的临床情况，上述两种术前评估策略可能在临床处置上存在操作难度。对于这样的临床情况，医师可以在拔除患牙后，戴入手术导板，并且在导板的指示下进行先锋钻预备。随后拆除导板，在患者口内插入先锋钻或导向杆后对患者进行CBCT拍摄。在整个操作过程中，建议先锋钻预备不要穿透上颌骨后壁，并且在整个拍摄过程中要严格预

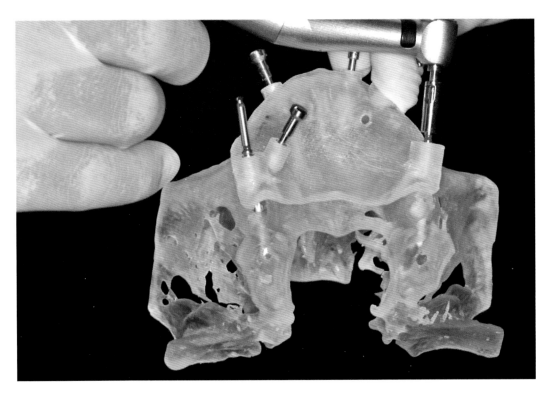

图7-46　将手术导板就位在患者的3D头模上,术前通过在体外的模拟植入明确导板的精确度

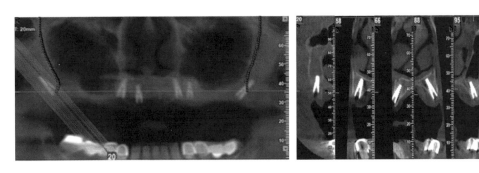

图7-47　在导板引导下完成种植体的植入,翼上颌种植达到术前所预设的理想三维位置

防先锋钻或者导向杆脱落造成误吞或者误吸(图7-48至图7-50)。

4. 在种植手术中,先锋钻预备完成后,插入导向杆进行方向的确认和判断　当考虑到术中进行放射学拍摄时可能造成污染或钻针脱落的风险,在很多临床情况下,在术中拍摄CBCT图像可能不是最佳选择。但即便如此,笔者也不建议在不做任何精准度评估的基础上,直接按照导板方向进行窝洞的预备以及种植体植入。对于不使用放射学检测在术中进行种植方向评价的临床情况,建议在钻针突破上颌骨后壁前对种植窝洞的三维位置以及倾斜方向进行评价(主要关注窝洞冠方在上颌结节上的具体位置以及该通道在近远中及颊舌向的倾斜度),以尽可能确保理想的植入位点(图7-51和图7-52)。

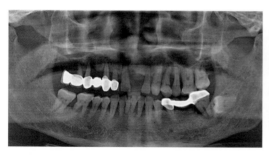

图7-48 上颌全牙弓种植术前的放射学检查

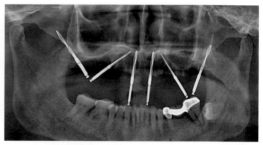

图7-49 先锋钻制备完成后，拆除导板，放置先锋钻或导向杆后的放射学检查，放射学检查发现，钻针位置理想

注意：该病例右侧翼上颌区的先锋钻在放射学检查前即突破了上颌骨后缘，存在一定的外科风险，应该在临床上尽量避免

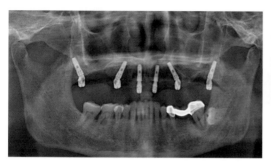

图7-50 种植体植入完成后即刻的放射学检查，可见种植体获得了理想的植入位置

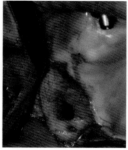
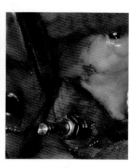

A   B

图7-51 在导板引导下完成先锋钻的制备，移除导板后，在口内评估种植窝洞的三维位置

A. 观察窝洞冠方在上颌结节上的具体位置，尤其注意剩余的颊侧骨板厚度以及远中骨宽度。B. 插入先锋钻后，评估窝洞的近远中及颊舌侧倾斜度（分别从正颊侧及正前方进行观察）

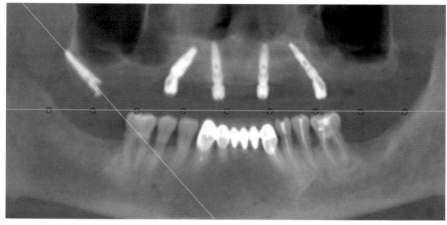
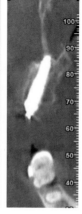

图7-52 翼上颌种植获得了理想的三维位置和初始稳定性

三、应对患者开口度不足的临床情况

由于导板导环的存在，使用导板辅助进行种植窝洞的预备以及种植体植入必然要求患者拥有更大的开口度。除了可以按照导板的固位方式对导板进行分类，导板还可以根据不同的引导能力分为先锋钻导板、半程导板以及全程导板。其中全程导板可以辅助完成种植窝洞预备以及种植体植入的全过程。有研究认为，相较于先锋钻导板及半程导板来说，全程导板能够获得最佳的种植体植入精度，但其对患者的开口度要求也是最高的，尤其当需要使用压板辅助窝洞预备时，在翼上颌区域进行相关临床操作尤其困难。鉴于此，笔者通常仅在全口无牙颌，无对合牙列干扰的临床情况中选择全程导板。对于绝大多数临床病例，笔者更建议种植医师在临床上选用无压板的先锋钻导板进行辅助，其一可以有效降低对患者开口度的要求，其二也有助于医师实时对钻针的三维位置进行监控和判断，并有助于提高手术医师的外科技术。

四、预防因导板手术导致的骨灼烧发生

在使用数字化静态导板辅助种植窝洞预备以及种植体植入过程中，由于导板干扰了种植涡轮机冷凝水的注入和冲洗，因此存在更高的骨灼烧风险。为了尽可能预防相关风险，笔者就团队经验建议如下。

（1）尽可能选择先锋钻导板，仅仅在导板辅助下完成先锋钻预备，即便出现少量的骨灼烧，也可以在后续的备洞过程中被磨除。在允许的情况下，可以在导环附近设计注水孔，方便助手通过辅助注水预防骨灼烧发生。

（2）注意窝洞预备过程中使用提拉备洞技术，尽可能选择锋利的钻针，并在合理的范围内降低备洞钻速。

参 考 文 献

［1］ Chackartchi T, Romanos GE, Parkanyi L, et al. Reducing errors in guided implant surgery to optimize treatment outcomes[J]. Periodontol 2000, 2022, 88(1): 64-72.

［2］ Franchina A, Stefanelli LV, Gorini S, et al. Digital approach for the rehabilitation of the edentulous maxilla with pterygoid and standard implants: the static and dynamic computer-aided protocols[J]. Methods Protoc, 2020, 3(4): 84.

［3］ Grecchi F, Stefanelli LV, Grivetto F, et al. A novel guided zygomatic and pterygoid implant surgery system: a human cadaver study on accuracy[J]. Int J Environ Res Public Health, 2021, 18(11): 6142.

第八章
翼上颌种植的修复操作流程

翼上颌种植由于特殊的外科操作程序，相较于常规种植，其往往表现出较大的倾斜角度和较深的穿龈高度，因此通常需要使用复合基台来纠正种植体之间的平行度差异，并且同时帮助维持基台与软组织之间稳定的黏膜整合，避免反复摘戴基台对种植体周围牙槽嵴顶骨的不利影响。此外，通过连接复合基台可以将种植体修复平面从骨水平转移至软组织水平，既方便了临床操作，又降低了操作过程中患者的不适感。因此，本章后续讨论均以上述前提展开。

第一节　牙列缺损患者的修复

一、基台选择

（一）翼上颌种植体上方的基台选择

如前所述，翼上颌种植体上方往往需要连接复合基台来纠正种植体的植入角度。在选择复合基台时，修复医师应该关注复合基台的倾斜角度和穿龈高度。

通常来说，应该参考种植体植入过程中的倾斜角度选择合适的复合基台的角度，旨将种植体上部的修复方向调整至垂直于咬合平面或与近中轴向种植体尽可能平行。当使用的种植系统无匹配角度的复合基台时，笔者建议尽可能保证复合基台的穿出方向偏向近中颊侧，以方便后续的临床操作。

在复合基台穿龈高度的选择上，理想的基台穿龈高度应该保证复合基台连接就位后，复合基台的肩台位于龈上 0.5 mm 左右，以方便后续修复操作以及患者的自我清洁。对于某些垂直向修复空间不足的临床情况，可以酌情选择较低穿龈高度的复合基台，将基台肩台设置在龈下 0.5 mm 左右，以尽可能保证理想的垂直向修复空间，降低修复体水平的机械并发症发生。通常不建议将基台肩台位置设计到龈下过深，以免导致生物学并发症风险增加。

（二）近中种植体上方的基台选择

对于近中种植体来说，其上方可供选择的基台种类较多，包括复合基台、常规非抗旋的桥基台以及常规抗旋的粘接基台（图8-1）。目前，尚无充足临床证据表明哪一种基台的远期预后最佳。因此可以在临床上根据近中种植体的数目、倾斜角度、穿龈深度以及患者的预算选择合适的基台种类。

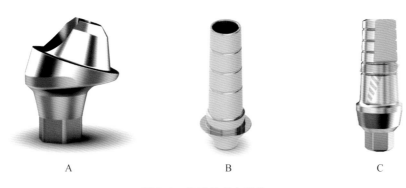

A   B   C

图8-1　常见的基台种类

A. 复合基台。B. 非抗旋桥基台。C. 抗旋粘接基台

就笔者临床经验来说，若近中种植体数目较多（≥2枚），或者近中种植体也选择了倾斜植入，则建议优先考虑选择复合基台以纠正多颗种植体之间的平行度差异。此外，当近中种植体穿龈较深时，也建议优先使用复合基台，防止反复的基台摘戴导致患者的感觉不适或者选择粘接修复时可能存在的粘接剂残留风险。在复合基台穿龈高度的选择上，在美学区基台暴露可能造成美学并发症的临床情况下，将基台肩台设置在龈下0.5 mm左右，以尽可能保证理想的美学效果。

若仅有1枚近中种植体且其为轴向植入设计时，可以考虑使用常规修复基台完成修复，由于减少了复合基台的使用，此种修复设计的费用会有所降低，因此，成本控制可能成为选择该设计的原因之一。对于常规非抗旋桥基台或是抗旋粘接基台的选择来说，笔者会优先考虑使用桥基台，后期采用螺丝固位修复，从而可以完全避免粘接剂的残留。若种植体之间的平行度较差，使用桥基台存在就位不良的潜在风险或是修复体螺丝通道穿出位置不良时，可以考虑使用粘接基台完成修复，但应该严格控制基台的粘接边缘位置，严防粘接剂的残留可能导致的生物学并发症（图8-2和图8-3）。当原装基台无法达到理想的临床要求时，可以考虑使用个性化基台。

二、印模制取

对于牙列缺损的患者来说，可选择的印模方法包括常规硅橡胶印模以及口内扫描的

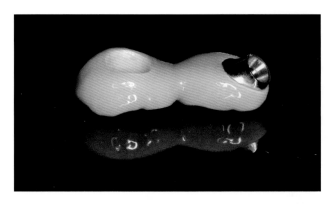

图8-2 近中种植体上方选择粘接基台后制作完成的修复体

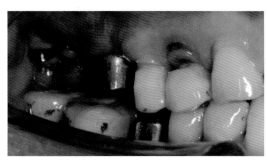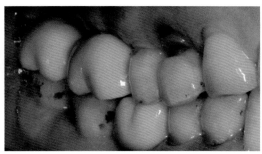

A	B

图8-3 近中种植体上方安装粘接基台完成修复体的戴入

A. 粘接基台就位后加力至厂家推荐扭矩值。B. 近中修复体内冠内涂布粘接剂后进行修复体就位。在粘接剂完全固化前，将远中复合基台加力至厂家推荐扭矩值

数字化印模。目前，传统的硅橡胶印模技术在模型精度上已经得到了实验室和临床的双重验证。而口内扫描的数字化印模技术的精确度却根据不同的扫描仪器以及临床情况有不同的研究报道。因此，对于包含翼上颌种植体在内的牙列缺损修复，笔者仍首选传统印模技术。

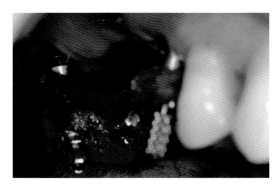

图8-4 开窗式转移杆夹板式连接完成翼上颌种植位点印模制取

在进行印模制取时，首先应该根据不同的修复计划选择合适的转移杆。在患者开口度理想的情况下，首选开窗式转移杆，夹板式连接完成印模制取，以获得最佳的印模精确度（图8-4）。

若患者的开口度不理想或转移杆之间的平行度不佳导致临床操作困难时，可以考虑仅在翼上颌种植体上方选择开窗式转移杆，而在近中种植位点使用闭窗式转移杆以降低操作难度。但毫无疑

问，该种印模方式的最终模型精度可能会有所下降。临床医师在修复体戴入时需要仔细评估修复体的就位状况。

然而，不论使用哪种转移杆进行模型制取，都强烈建议在放置印模材料前拍摄X线片，以确保转移杆的完全就位。而印模制取完成后，应该立即安装愈合基台或是基台保护帽来制取咬合记录，以确保稳定的咬合关系。

值得注意的是，若患者为单侧的游离端缺失，其垂直距离往往尚未明显改变，在修复体制作时可以直接按照当前的咬合关系制作。而对于双侧游离缺失的患者来说，由于缺乏后牙支撑，患者很有可能已出现垂直距离的部分丧失。因此，在很多临床情况下，都需要重新恢复患者的垂直距离，以确保理想的咬合力量和面型恢复。这一过程可以根据患者的临床情况在颌架上直接完成，必要时也可以先行临时修复体修复，以评估患者对特定垂直距离的适应性（图8-5）。

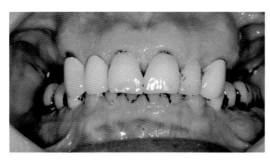 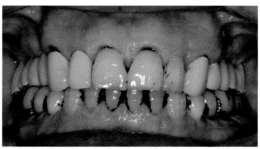

A　　　　　　　　　　　　　　　　B

图8-5　双侧游离缺失的患者常常需要抬高垂直距离后完成永久修复

A.修复前口内照。B.修复后口内照，可见明显的垂直距离升高

三、修复材料选择以及修复体外形设计

对于修复材料的选择来说，主要应该考虑材料的机械强度和生物相容性能否满足长期稳定的修复效果要求。对于修复体跨度较小的临床情况来说，选择高强度氧化锆一般都可以获得稳定的修复效果。而对于修复体无支撑的桥体跨度较大时（大于两个牙位的桥体以及大于一个牙位的修复体的近远中悬臂）或是垂直向修复空间不足的临床情况，氧化锆可能存在潜在的折裂风险，此时可以考虑将钛支架上方粘接氧化锆单冠或是钛支架上融附聚合瓷作为首选修复材料（图8-6至图8-8）。

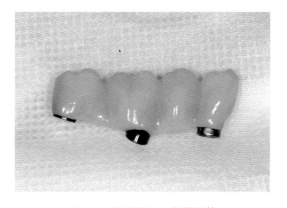

图8-6　氧化锆的上部修复体

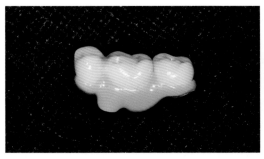

图8-7　钛支架上粘接氧化锆冠的修复体

该病例存在一个单位的近中悬臂

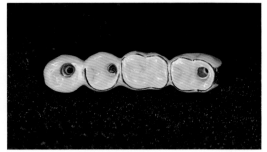

图8-8　钛支架上融附聚合瓷的修复体

该病例垂直向修复空间不足

　　对于修复体外形设计来说，主要的关注点是翼上颌种植体的颈部位置。若翼上颌种植体的颈部位置在第二磨牙，则按照常规方式完成修复体外形设计即可；若翼上颌种植体的颈部位置位于第二磨牙远中，往往其上方进行去排牙设计，仅仅将其作为一个远中支撑点，设计为杆式修复形态，以方便修复体的清洁和咬合控制（图8-9和图8-10）。

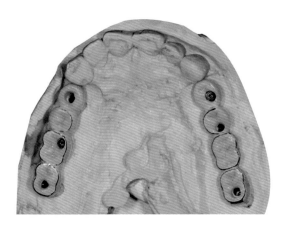

图8-9　常规修复体外形设计

翼上颌种植体穿出位置位于第二磨牙

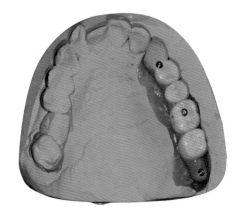

图8-10　翼上颌种植体上采取杆式修复体外形设计

翼上颌种植体穿出位置位于第二磨牙远中

　　对于选择粘接固位方式的近中种植体来说，强烈建议在修复体咬合面设计排溢出孔，以方便多余粘接剂的排出，尽可能减少粘接剂的残留。

四、咬合控制

　　在最终戴牙前，应当对修复体进行调𬌗处理，以尽可能恢复理想的咬合强度，同时又不会对种植体造成过大的咬合应力。

　　对于单侧游离缺失的临床情况来说，修复体上方的咬合应设计为种植体保护𬌗，即在正中咬合时，轻咬不接触，重咬轻接触；而在非正中咬合时脱离咬合接触。

对于双侧游离缺失的临床情况来说，常规设计为在正中咬合时，修复体与天然牙同时接触，而非正中咬合时脱离咬合接触。对于前牙区已经出现了天然牙移位，需要升高垂直距离的临床病例，有时可以设计为在正中咬合时仅有修复体上方存在咬合接触，而前牙区天然牙发挥前伸及侧方引导的功能。

五、戴牙程序

根据不同的基台选择，其相应的戴牙程序也有所区别。

对于近中种植体选择螺丝固位的修复体来说，将修复体就位至理想三维位置之后，首先以手指力量拧紧中央螺丝，随后拍摄X线片，确保修复体理想就位后，再按照种植体厂家的指南，使用扭矩扳手将中央螺丝加力至推荐扭矩。使用聚四氟乙烯（特氟龙）胶带和树脂封闭螺丝通道后，应再次确认咬合，防止树脂材料干扰理想的咬合状态。

对于近中种植体选择粘接固位的修复体来说，首先应该在基台就位器的辅助下将对应的粘接基台就位至理想的三维位置，随后以手指力量拧紧中央螺丝，观察粘接基台的肩台边缘，确保其不超过龈下1 mm，以防粘接剂的残留。随后拍摄X线片，确保基台的理想就位，再按照相应种植体厂家的指南，使用扭矩扳手将中央螺丝加力至理想扭矩，并采用聚四氟乙烯胶带和树脂完成基台中央螺丝的保护。在近中修复体内冠中均匀涂布粘接剂，随后将修复体完全就位，并在粘接剂固化前将翼上颌种植体上方的复合基台螺丝加力至种植体厂家所推荐的扭矩值（笔者常用的粘接剂类型为树脂加强型玻璃离子）。待粘接剂完全固化后，仔细清理基台周围残留的粘接剂后拍摄X线片，确保修复体就位理想并再次确认咬合。

第二节　牙列缺失患者的修复

对于牙列缺失患者来说，为了方便控制多枚种植体之间的平行度和穿龈深度，并且尽可能保证即刻修复，种植体上方往往使用复合基台进行一段式修复治疗。在该前提下，进行后述讨论。

一、临时修复体的制作及调整

在可能的情况下，笔者建议对全牙弓种植患者都进行即刻修复操作，以尽可能减少患者的缺牙时间，尽快恢复患者的咀嚼功能以及颌面部美观。对由于患者骨质骨量条件受限，种植体的初始稳定性不良，需要埋置式愈合的临床病例来说，笔者也建议在永久修复前进行临时修复，以充分评估患者的咬合、发声及美观状态，同时也能起到渐进性骨负荷的作用。

对于临时修复体的制作来说，目前主要有两种方式：一是结合全程数字化导板，术前预成临时修复体，待种植体在导板的引导下完成植入并获得理想的初始稳定性后，可以使用口内PICK UP技术完成基台与修复体的连接，随后从口内取出修复体，并进行相应的打磨抛光后完成；二是在种植体植入后，进行模型制取，随后交由椅旁技师在口外制作完成，也可以考虑由3D打印机直接打印完成。

临时修复体制作完成后，除了常规拆线复查，笔者团队会要求患者在术后6周左右进行复查。此时通常会取下临时修复体，对修复体的组织面进行充胶重衬，弥补由于组织愈合萎缩造成的修复体组织面与牙龈之间的间隙，从而方便患者进行口腔卫生维护，也有助于进行局部软组织塑形。

二、印模制取

对于无牙颌的种植修复来说，由于可能存在图像拼接的错误，口内扫描印模的精度在很多临床情况下仍表现出较大误差，难以满足临床使用。因此，尚不推荐使用口内扫描印模技术进行无牙颌种植修复的印模制取。

对于数字化印模来说，除了口内扫描印模以外，目前还有口外摄影测量技术，其基本原理是通过获取三维图像中所包含的度量信息，测量并记录目标物体的几何性质和空间排列，从而获得理想的空间精度。常见的口外摄影装置包括PIC系统、Icam4D系统。目前的实验室和临床研究均认为，上述口外摄影装置都能够获得理想的扫描精度，其相关数据可以直接用于包含翼上颌种植在内的全牙弓修复体制作（图8-11和图8-12）。

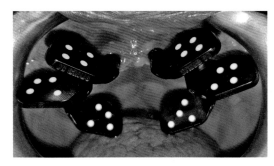

图8-11 使用PIC系统进行数字化模型制取

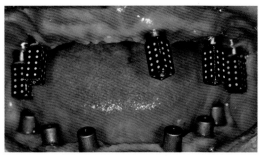

图8-12 使用Icam4D系统进行数字化模型制取

除了数字化印模，临床上也常用传统印模技术。通过夹板式连接开窗式转移杆，并使用硅橡胶进行模型制取，传统印模技术也可以提供足够的模型精准度。在印模过程中，强烈建议使用个性化托盘，以尽可能缩小托盘尺寸方便临床操作，同时也能够保证足够的托盘强度（图8-13至图8-18）。

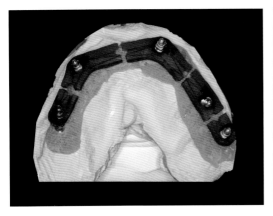

图8-13　传统印模方式中，口外制作个性化开窗式转移杆

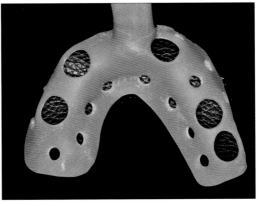

图8-14　传统印模方式中制作的个性化托盘

大的开孔用于开窗式转移杆的穿出；小的开孔便于印模材料的流出，确保托盘脱位时，印模材料不会同个性化托盘分离

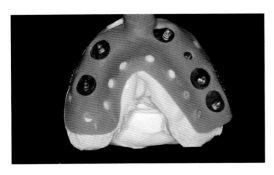

图8-15　传统印模方式中，个性化托盘在就位后的理想状况

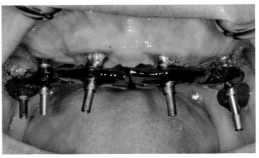

图8-16　个性化开窗式转移杆转移至口内

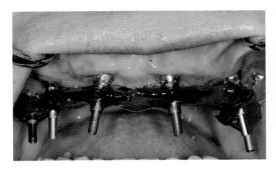

图8-17　在口内对个性化开窗式转移杆进行夹板式连接

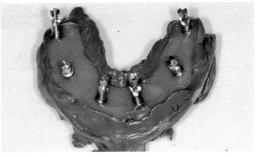

图8-18　使用个性化托盘完成上颌印模制取

三、永久修复材料选择以及修复体外形设计

对于全牙弓一段式种植固定修复来说，修复材料理想的机械性能和生物相容性对

于长期的修复稳定十分重要。对于全牙弓种植修复来说，修复材料分为两大部分，包括支架材料和饰面材料。目前，常见的支架材料包括氧化锆、纯钛和PEEK，常见的饰面材料包括氧化锆、聚合瓷和树脂人工牙。尽管PEEK作为一种新型的支架材料，具备轻便、生物相容性良好等相关优势，但是其远期预后尚缺乏足够的随访研究，因此，笔者少用PEEK支架进行永久修复。相较于其他修复材料，纯钛支架上融附聚合瓷的加工成本相对低廉、加工难度相对较小，同时纯钛也具备良好的机械性能和生物相容性，因此

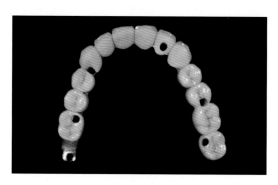

图8-19　翼上颌种植体的外形设计

该病例右侧上颌区仅需恢复至第一磨牙，因此该区翼上颌种植体上方选择去排牙的杆式修复设计；左侧需恢复至第二磨牙，该区翼上颌种植体从第二磨牙位点穿出，因此只需常规设计修复体外形即可

是笔者全牙弓种植修复中的首选材料。目前，随着加工费用的下降以及加工精度的不断提升，全锆上部修复体的临床应用也在逐年增加。

对于修复体的外形设计来说，同样应该关注翼上颌种植的穿出位置。若穿出位点位于上颌第二磨牙位置，则选择常规的修复体外形设计；若穿出位点位于上颌第二磨牙远中，则建议在翼上颌位点选择去排牙的杆式设计，从而尽可能减少修复体过大造成的患者感觉不适，同时也方便患者的口腔卫生维护（图8-19）。

相较于常规种植固定义齿，全牙弓种植固定义齿修复需要患者更好的自我维护，以确保理想的远期预后。因此，种植体的近远中位置需要预留充足的自洁通道，并且桥底与软组织之间的接触面积应尽可能小，并根据局部软组织外形设计为平面或微凸的桥底形态（图8-20和图8-21）。

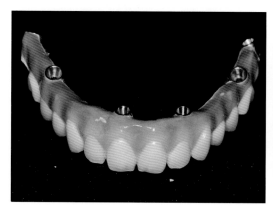

图8-20　上颌全牙弓种植一段式固定义齿修复体
　　　　（唇面观）

种植位点近远中保留足够的自洁通道，桥底形态设计为平面对接式

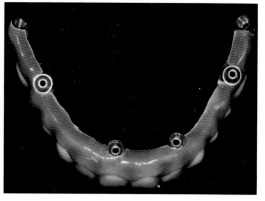

图8-21　上颌全牙弓种植一段式固定义齿修复体
　　　　（组织面观）

修复体与软组织接触面积尽可能小，以便于口腔卫生的维护

四、咬合控制

在最终戴牙前，应当确保修复体就位良好后，再对修复体进行最终调𬌗处理，以尽可能恢复理想的咬合强度，同时又不会对种植体造成过大的咬合应力。

对于全牙弓固定种植修复来说，其咬合设计应当与对颌的修复状况相适应。

若下颌为普通全口义齿修复，则咬合形式应该设计为平衡𬌗，即上下颌义齿在正中咬合、前伸运动、侧方运动时均保证有前牙和后牙的接触，以确保下颌活动义齿在行使功能过程中的稳定。

若下颌为天然牙或固定义齿修复，则其咬合形式应设计为相互保护𬌗；即正中咬合时，前牙轻接触、后牙重接触；前伸运动时，前牙引导后牙的咬合分离；侧方运动时，工作侧引导非工作侧的咬合分离。为了减少种植体上方所受的咬合应力，通常选择组牙功能𬌗，降低引导斜度，同时也应该减小修复体的牙尖斜度。

五、戴牙程序

待咬合控制良好后，应该按照种植体厂家的推荐扭矩值对桥架中央螺丝进行加力。在这个过程中，除了扭矩值的确定，基台的加力顺序也需要特别注意，避免因逐一拧紧螺丝而出现的弹性相互作用影响修复系统的长期稳定。弹性相互作用指的是在一个螺栓组中，当先拧紧一颗螺栓时，被连接件压缩产生弹性变形，当它邻近的螺栓被拧紧后，由于被连接件弹性变形作用使最初紧固的螺栓预紧力降低。因此，若在临床中连续对中央螺丝进行拧紧可能会导致局部中央螺丝的实际扭矩值降低，从而造成戴牙后出现螺丝松动等机械并发症。

在实际临床过程中，为了方便操作，笔者一般按照特定的顺序进行螺丝的拧紧操作（图8-22）。

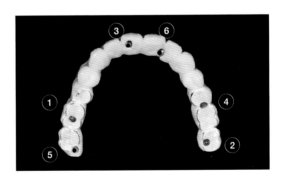

图8-22 上颌ⅦⅣ种植修复时中央螺丝的推荐加力顺序

参 考 文 献

［1］ Anandakrishna GN, Rao G. Pterygomaxillary implants: a graftless solution to deficient maxillary bone[J]. J Indian Prosthodont Soc, 2012, 12(3): 182-186.

［2］ Ma B, Yue X, Sun Y, et al. Accuracy of photogrammetry, intraoral scanning, and conventional impression techniques for complete-arch implant rehabilitation: an in vitro comparative study[J]. BMC Oral Health, 2021, 21(1): 636.

第九章

翼上颌种植的相关并发症

临床研究和实践都表明，翼上颌种植有着理想的种植成功率以及较为稳定的远期预后。在合适的临床情景下，可以发挥出极佳的临床应用价值。尽管翼上颌种植存在独特的临床价值和应用优势，但在实际应用中，翼上颌种植同样也存在相应的种植并发症，值得所有医师谨慎对待。本章将对翼上颌种植相关的并发症进行归纳，并结合笔者的临床经验，将相关预防及处置方法总结如下。

第一节　术中并发症

术中并发症即外科并发症，除了种植手术中常见的术中出血以及种植体位置异常外，翼上颌种植还有一个相对特殊的术中并发症，即上颌结节骨折。以下分别进行阐述。

一、术中出血

翼上颌种植手术中的出血主要出现在软组织瓣的剥离以及种植窝洞预备过程中。

对于软组织翻瓣过程中的出血，其主要原因包括切口过度远中延伸或者颊侧垂直切口延伸过长至肌肉附着区域，剥离时撕裂了局部肌肉组织；或是切割到局部区域的无名血管甚至是知名动脉及其分支。对于翼上颌种植手术来说，翻瓣中容易损伤的主要是腭大动脉和腭小动脉。当上颌磨牙区颊侧骨板大量吸收时，切口的位置常过度偏向腭侧，导致损伤相关动脉的风险增加。对于局部肌肉组织撕裂或无名血管损伤导致的出血来说，其出血速度往往较慢，出血量较小，并以组织渗血为主要表现形式。对于这样的临床情况往往通过使用生理盐水浸湿的纱布进行局部按压就能起到良好的止血作用。对于切割到知名动脉及其分支的临床情况来说，其出血速度往往较快，出血量较大，并且常呈现出搏动出血的情况。此时，首先应当在局部进行湿纱布的按压，并且可以通过注射含有肾上腺素的局部麻醉药物控制血流量。若上述手段仍无法控制出血量，则需要对出血点进行探查。待明确出血点后，可以考虑通过局部结扎或者使用电刀电凝，从而达到理想的止血效果。

对于窝洞预备过程中的出血来说，常见的原因是种植体预备方向和设计位点之间存在偏差，导致备洞过程中钻针意外损伤了局部其他解剖结构。例如，损伤了上颌窦黏膜或者翼内肌、翼外肌等，从而造成窝洞内血液渗出明显增加，严重干扰手术视野和手术操作。若出现这样的临床情况，种植医师应当首先明确该种植位点是否需要进行调整。若种植窝洞方向较为理想，则考虑直接植入种植体，通过种植体植入过程中的骨挤压达到止血的目的。若种植窝洞方向不良，则可以考虑在种植窝洞内填塞明胶海绵进行止血。当出血控制后，进行种植方向的调整。尽管发生这样的损伤会对初涉翼上颌种植的医师造成困扰，但是几乎不会造成严重的不良后果。

临床医师真正需要警惕和预防的是窝洞预备过程中可能出现的对知名动脉（上颌动脉、腭降动脉）的损伤。作为颈外动脉的分支，上颌动脉及腭降动脉中的血流压力极大，一旦管壁被破坏，其出血量将十分凶猛，并且由于其位置深在且毗邻众多重要解剖结构，难以在临床上控制出血，最终可能会导致灾难性的后果发生。若不幸遭遇此临床情景，首先应当抬高患者头位，使出血点远离心脏；随后，通过按压出血侧颈总动脉减少局部出血量，常见的按压位点位于环状软骨侧方，该区域可触及颈总动脉搏动，将动脉向后内方用力压迫于第6颈椎横突以达到压迫止血的目的；然后应该对口内出血进行充分吸引，保证患者的气道开放，确保气道不被血凝块堵塞；最后，必须及时快速转诊至上级医院，求助于头颈外专科医师的帮助。由于上颌动脉及腭降动脉的损伤会导致严重的后果，因此，临床医师应该细致进行术前设计并尽可能确保种植体植入轴向与术前设计一致，以免相关并发症的出现。根据上颌动脉及腭降动脉的走行，为了避免术中上述血管破坏的外科风险发生，应该确保翼上颌种植的根尖位置不要过度偏向上方以及偏向腭侧。

二、上颌结节骨折

上颌结节在窝洞预备或植入过程中的折裂是翼上颌种植中相对特殊的并发症，其发生与上颌结节所处的游离端位置以及上颌结节极低的骨密度状态密切相关。上颌结节常见易发生骨折的位置通常为植入位点的颊侧与远中。

（1）为了避免上颌结节骨折的出现，笔者有如下建议。

1）确保定点位置的精准，术者应该充分预估窝洞预备后的剩余牙槽骨状况，建议保证种植窝洞完成后远中保留 > 5 mm剩余牙槽骨宽度，颊侧尽量保留 > 3 mm颊侧骨板厚度。

2）避免过度骨挤压备洞，尤其对于上颌结节位置骨宽度不足的情况。

3）避免窝洞与种植体之间极差过大，钻针以及种植体之间的极差范围尽量控制在0.5 ~ 1 mm。对于骨密度严重疏松的临床情况来说，增大极差不会提高种植体的初始稳定性，反而可能导致上颌结节骨折发生。

4）使用理想的外科工具，确保钻针锋利且与种植手机连接紧密，避免钻针在备洞过程中过大幅度的摆动。在种植体植入过程中，尽可能选择种植机机动植入，或是使用直柄把持器植入，严防植入过程中对上颌结节施加过大的非轴向力量。

笔者认为，当扩孔完成后，若发现局部位点剩余骨宽度不足，可以考虑再次进行窝洞预备，减小窝洞与种植体之间的极差，防止种植体植入过程中的骨挤压造成上颌结节开裂，或是在植入过程中使用剥离器抵住菲薄骨板，防止骨板开裂的发生。

（2）若在植入过程中发生了上颌结节的裂开，应该根据裂开的程度进行不同的临床处理。

1）轻微裂纹，折片尚未明显松动。完成种植体植入后，进行折片的复位稳定，随后在局部进行引导骨再生手术。

2）过大的裂开，折片严重松动。为了避免种植体的异位甚至脱落至翼突窝内的现象发生，在有代替方案的情况下，建议考虑放弃该位点的翼上颌种植手术。

值得注意的是，对于发生了上颌结节开裂的临床情况，即便种植体植入后仍能够获得理想的初始稳定性，笔者都不建议对该位点进行即刻负荷，以防可能出现局部牙槽骨的大量吸收。

三、种植体未能进入理想三维位置

对于翼上颌种植体（上颌结节-翼板种植和跨上颌窦翼板种植）来说，其最佳的三维位置是从上颌第二磨牙位置植入蝶腭结合区域。在一定范围内偏离该最佳位置，翼上颌种植体往往还是可以获得理想的种植成功率。但当偏离度过大时，种植体即可能出现相关并发症，包括种植体初始稳定性不良甚至损伤重要解剖结构，常见的种植体三维位置不良的原因及后果如下。

（一）定点过度近中

当定点过度位于近中时，常见的并发症是种植体根尖侵入上颌窦或者根尖未能触及蝶腭结合区域。对于这样的临床情况，可以根据种植体的骨内长度、种植体的初始稳定性决定后续临床计划（图9-1和图9-2）。

若种植体的骨内长度 > 10 mm，种植体初始稳定性理想，可以考虑保留种植体，常规完成修复。

若种植体骨内长度较短，或是种植体初始稳定性不良，应该考虑往远中移动种植位点，将种植体调整到理想的种植体三维位置，穿通的区域可以考虑通过使用明胶海绵等生物材料进行充填。

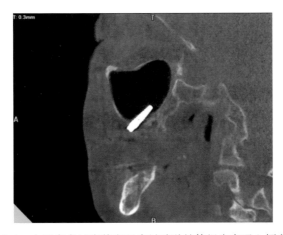

图9-1　由于定点过度偏向近中导致种植体根尖穿通上颌窦腔

在该病例中，由于种植体的骨内长度较短，难以获得理想的种植体初始稳定性以及远期成功率，选择拔除种植体后重新定点植入

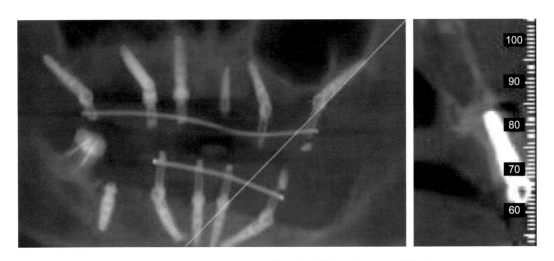

图9-2　由于定点过度偏向近中导致种植体根尖穿通上颌窦腔

在该病例中，由于种植体的骨内长度充足，并且种植体根尖已触及部分翼突骨皮质，获得了理想的种植体初始稳定性，预后良好，故选择保留种植体进行即刻负荷

（二）定点过度远中

当定点过度位于远中时，常见的并发症包括种植体植入过程中的上颌结节开裂、种植体根尖过度突出于翼突窝外以及后期修复的困难。当出现相关并发症时，应该考虑减小窝洞与种植体之间的极差，适当调整种植体的倾斜角度以及长度，尽可能降低上颌结节开裂的风险，同时避免种植体根尖过度穿出（图9-3）。

（三）种植体植入角度过于直立

当种植体植入角度过于直立时，常见的并发症是种植体根尖进入上颌窦腔，并且可能无法触及蝶腭结合区域，难以获得理想的初始稳定性。另外一种更危险的并发症是当

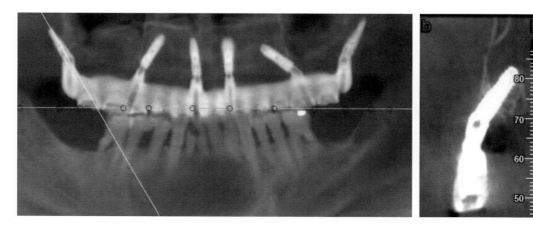

图9-3　由于定点过度偏向远中导致种植体根尖过度突出于翼突窝外

在该病例中，由于种植体定点过度偏向远中，造成种植体植入路径中骨性通道长度很短，即便选择了1枚较短的种植体，也有较长的种植体根尖穿出翼突窝

使用较长的种植体进行植入而植入角度又过于直立时，此时种植体的根尖有可能超过翼上颌裂最下缘，从而可能导致上颌动脉受损等严重的外科风险。因此，术者需要严格控制翼上颌种植的近远中倾斜度（图9-4）。

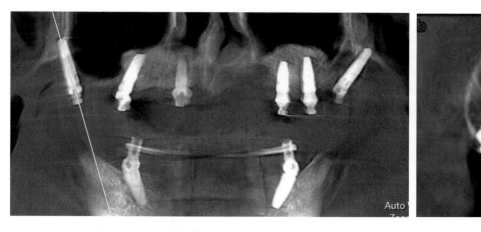

图9-4　由于种植体植入角度过于直立导致种植体根尖穿通上颌窦腔

（四）种植体植入角度过于远中倾斜

当种植体植入角度过于远中倾斜时，常见的并发症是种植体根尖无法触及蝶腭结合区域，而是植入腭骨锥突上，若上颌结节骨密度严重不良，锥突厚度不足，常常难以获得理想的初始稳定性。并且，过大的远中倾斜度会导致后续修复的困难，甚至会导致更高的生物力学并发症的出现。另外一种更危险的并发症是种植体根尖低于腭骨锥突下缘或者在种植体植入过程中造成锥突折裂，这有可能会导致出现种植体异位至咽旁间隙的严重外科风险。因此，术者需要严格控制翼上颌种植的近远中倾斜度（图9-5）。

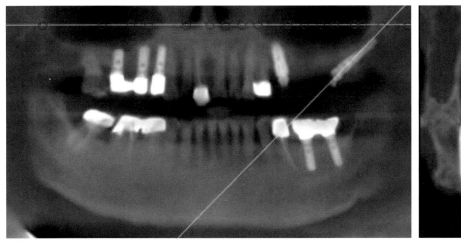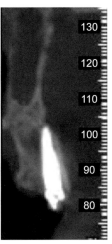

图9-5　由于种植体植入角度过于远中倾斜导致种植体根尖未触及蝶腭结合区域

在该植入轴向上进一步施加轴向力进行植入可能会导致种植体异位至咽旁间隙

（五）种植体植入角度过于颊侧倾斜

当种植体植入角度过于颊侧倾斜时，种植体根尖往往难以触及理想的蝶腭结合区域，而很有可能会穿通蝶骨翼突外板。由于翼突外板十分菲薄，且有翼外肌下头以及翼内肌深头附着，所以，该种植体的植入位点不仅难以获得理想厚度的骨皮质锚定，影响种植体理想初始稳定性的获得，还会导致相关肌肉的损伤，造成局部出血量的增加。另外一种更危险的并发症是种植体植入过程中出现的翼突外板折裂或者植入过程中未触及翼突外板，当上颌结节骨密度不足时，可能导致种植体异位至咽旁间隙，造成严重的外科并发症（图9-6）。

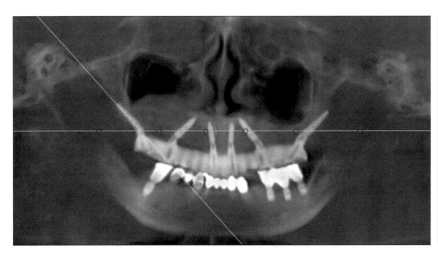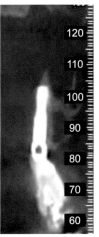

图9-6　由于种植体植入角度过于颊侧倾斜导致种植体根尖穿入翼突外板外侧

在该植入轴向上进一步增加轴向力进行植入可能会导致翼突外板折裂，从而造成种植体异位至翼突窝

（六）种植体植入角度过于腭侧倾斜

当种植体植入角度过于腭侧倾斜时，种植体根尖存在破坏腭降动脉的潜在风险。为了预防上述严重外科并发症的出现，应该严格控制种植体的颊腭侧倾斜度，预留足够的安全距离，通常来说理想的颊腭向倾斜度约10°左右（以矢状面作为参考平面，根尖偏向腭侧），具体的倾斜角度应该在种植术前通过模拟植入进行确定（图9-7）。

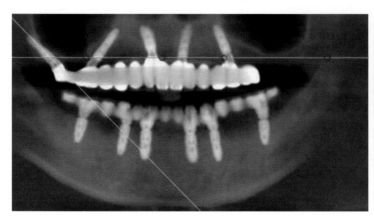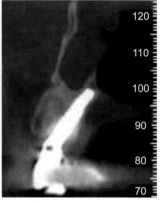

图9-7　由于种植体植入角度过于腭侧倾斜导致种植体根尖位于翼突内板腭侧

在该植入方向进行种植体植入，种植体根尖无法锚定于蝶腭结合区骨皮质，并且过度深植入可能导致种植体根尖破坏腭降动脉

（七）种植体长度选择不当

当种植体长度选择不当时，即便种植体植入方向理想，也难以达到理想的种植体三维位置。对于翼上颌种植手术来说，不同人种中，上颌结节-蝶腭结合区的骨性空间范围在18～22 mm。若种植体过短，则种植体根尖难以触及蝶腭结合区，无法获得足够长度的骨皮质锚定，影响种植体初始稳定性的获得。若种植体长度过长，则可能过度穿透翼突窝，导致出血量增加，甚至影响肌肉的运动，造成牙冠紧闭（图9-8）。而当种植体长度过短时，种植体根尖往往难以获得翼板区的骨皮质锚定；若此上颌结节区骨密度重度不良，则可能在过大咬合力的情况下出现种植体周围骨质的继发性吸收（图9-9）。因此，对于上颌结节-翼板种植以及穿上颌窦翼板种植来说，笔者更加建议以种植体根尖获得足够骨皮质锚定为手术目的，而不强求种植体根尖穿透翼板。遵循此外科理念，笔者常用的种植体长度为15～18 mm，具体的长度应该根据患者局部骨质骨量条件进行微调。

四、种植体异位

（一）种植体异位至上颌窦腔

如前讨论，当种植体定点位置过于近中，或者种植体近远中倾斜角度过小时，种植体可能会穿通上颌窦。若局部种植位点剩余牙槽嵴高度不足，或者牙槽骨密度极度疏

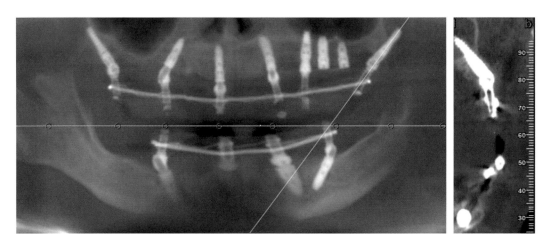

图9-8　翼上颌种植体长度选择不当导致种植体过度穿透翼突窝

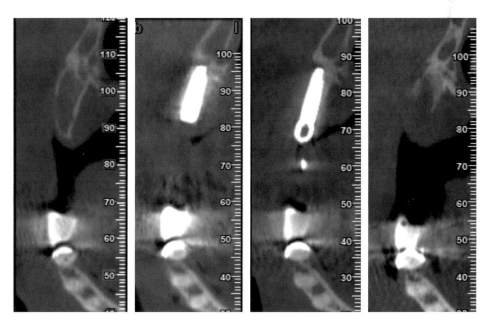

图9-9　翼上颌种植体长度选择不当导致种植体未触及翼板区骨皮质

由于该位点骨密度严重不良，种植体负载后出现脱落

松，种植体难以获得理想的初始稳定性，则在种植体植入过程中，可能会出现种植体异位至上颌窦腔的外科并发症。当种植体异位至上颌窦腔后，首选在植入位点扩大开口进行取出；若无法顺利取出，则可以考虑拍摄CBCT后通过上颌窦前外侧壁开窗取出，或者考虑求助于耳鼻喉科专科医师。

（二）种植体异位至翼突窝

种植体异位至翼突窝属于严重的外科并发症。种植体异位至翼突窝后，常常毗邻重要的解剖结构，需要及时进行局部肌肉组织分离，将种植体取出。若不恰当处理，异位的种植体不仅可能造成局部炎症反应，还有可能通过组织间隙，进一步移位至咽旁间隙，从而造成更加严重的并发症。因此，对于种植体异位至翼突窝的临床情况来说，若无充分把握，笔者建议转诊至上级医院，以免出现更严重的并发症。

种植体异位往往出现在上颌结节骨密度不良同时伴有种植体植入角度明显偏差（种植体过度远中倾斜或者颊侧倾斜）或是备洞长度不足的临床情况中。为了避免上述情况出现，建议在种植体植入过程中，严格控制好植入扭矩和植入速度，切勿过度轴向加力，粗暴操作。此外，尽可能使用与种植体连接紧密的携带器进行植入操作。就笔者的经验来说，当携带器与种植体之间连接紧密，即便植入过程中出现了种植体初始稳定性的丧失，在较低钻速下进行的种植体植入也更不容易出现种植体从携带器上脱落的意外情况。

第二节　术后并发症

翼上颌种植常见的术后并发症包括骨愈合期间的骨整合失败以及骨整合后出现的相关生物学和机械并发症。

对于骨整合失败来说，常见的危险因素包括感染以及种植体负荷过早或者负荷过重。为了预防上述并发症的出现，术者应当严格遵循外科手术的无菌原则，督促患者维持好口腔卫生并选择好恰当的负荷时机。在可能的情况下，笔者推荐医师使用种植体动度测量仪来评估种植体的稳定性，从而可以更加科学的选择理想的负荷时机。

对于种植体的生物学并发症来说，其常见的临床表现主要包括种植体周的软组织炎症以及种植体周骨组织的持续性吸收。主要原因包括修复体外形设计不良，未能预留足够的自洁通道；患者口腔清洁不良，导致局部大量菌斑的堆积；咬合力过大，导致种植体过度负荷。当然，患者因某些系统性疾病造成的全身免疫力异常，也可能会导致种植体生物学并发症的发生风险显著增加。总结笔者5年来近300例翼上颌种植修复的临床情况，仅有1例在戴牙术后出现了明显的进行性骨吸收。由于该患者口内清洁状况良好，翼上颌种植体周也未见明显种植体周围炎的相关反应（图9-10和图9-11），笔者认为该病例出现的严重骨吸收可能是由偏侧咀嚼导致的过大咬合力以及种植体远中剩余牙槽骨宽度不足所导致。即便如此，由于蝶腭结合区域尚有充足的骨结合面积，该种植体目前稳定性良好，仍在口内正常发挥功能，且患者无任何不适症状，因此选择了调整咬合后进行观察，而未将其直接取出。针对此类发生了进行性骨吸收的翼上颌种植体，笔者建议可以在种植体失败前预先进行同侧上颌窦内植骨，这样即便发生了种植体的失败，也可以通过补充种植进行应对。

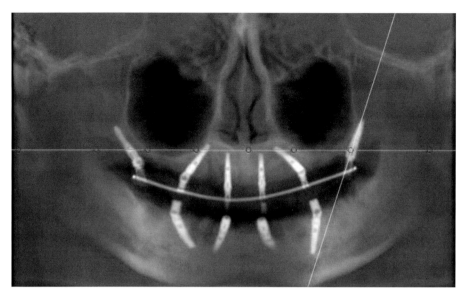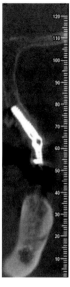

图9-10 上颌Ⅶ Ⅴ全口种植固定义齿修复后即刻

可见左侧翼上颌种植体周围充足的骨包绕

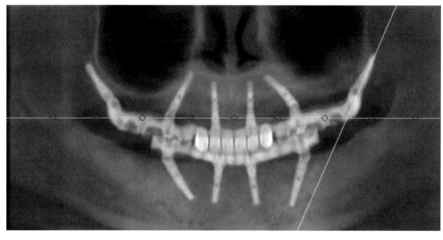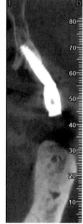

图9-11 上颌Ⅶ Ⅴ全口种植固定义齿修复后2年

可见左侧翼上颌种植体周颈部牙槽骨严重吸收

对于种植体的机械并发症来说，其常见的临床表现主要包括修复螺丝松动、修复螺丝折断、基台松动、基台折断、修复体崩瓷、修复体折断甚至是种植体折断（图9-12至图9-14）。主要原因包括使用非原装的修复组件、修复螺丝未加力至合适扭矩值、修复体垂直空间不足、修复体设计不良以及修复体上部过大的咬合应力等。通过合理的术前设计、使用理想的修复材料、遵循恰当的修复流程以及适当的咬合控制（对于接受全牙弓种植固定义齿修复的患者来说，笔者强烈建议其终身佩戴夜磨牙垫），可以大大降低种植体机械并发症的出现。

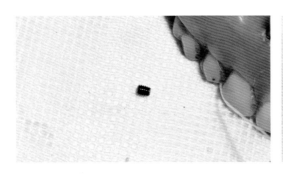

图9-12　修复螺丝折断

在确保断裂螺丝对应内螺纹完整的基础上，可以考虑更换新的修复螺丝

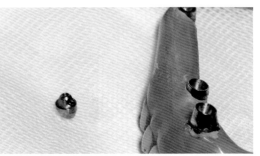

图9-13　复合基台折断

在确保种植体内连接区域未被破坏的基础上，可以考虑更换新的复合基台

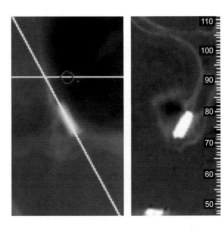

图9-14　种植体折断

在翼上颌种植位点使用环形取骨钻进行种植体取出存在较高的解剖风险，并且该位点的愈后难以准确评估。针对这样的临床情况，笔者建议休眠该种植体，选择其他位点进行补充种植

图9-15至图9-23所示为发生翼上颌种植体折断后的常见处理策略。

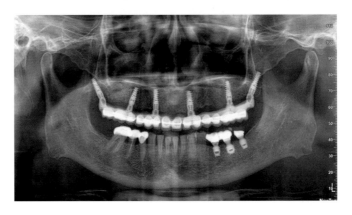

图9-15　上颌全牙弓种植固定修复永久修复即刻全景片照

包含双侧翼上颌种植体

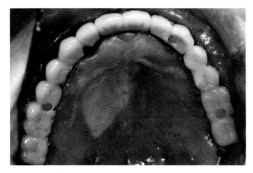

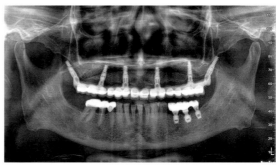

图9-16　上颌全牙弓种植固定修复永久修复
　　　　即刻口内照（咬合面观）

图9-17　上颌全牙弓种植固定修复永久修复术后2年
　　　　全景片照

此时患者自觉右侧上颌后牙区咬合不适。X线片显示：右侧
翼上颌种植体在上颌结节与翼板接触区位置发生折断

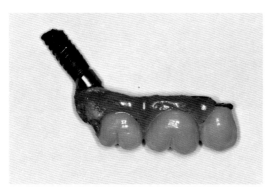

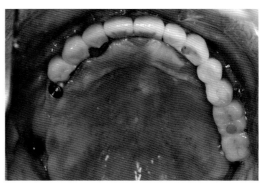

图9-18　取出折断的翼上颌种植体以及断裂的种
　　　　植固定桥

图9-19　取出折断的翼上颌种植体以及断裂的种
　　　　植固定桥后口内照（咬合面观）

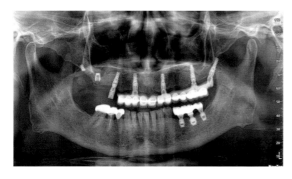

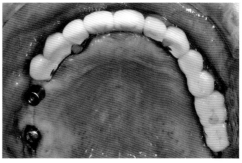

图9-20　在右侧上颌后牙区补充种植1枚短种植体，
　　　　种植体植入同期行上颌窦内提升，种植完
　　　　成即刻全景片照

图9-21　在右侧上颌后牙区补充种植1枚短种
　　　　植体后的口内照（咬合面观）

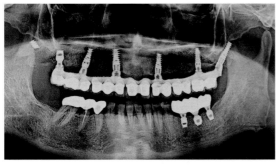 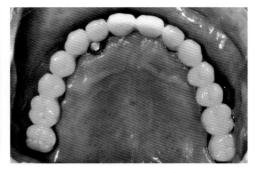

图9-22　二次永久修复即刻全景片照　　　　图9-23　二次永久修复即刻口内照（咬合面观）

参 考 文 献

[1] Dryer RR, Conrad HJ. Displacement of a dental implant into the pterygoid fossa: a clinical report[J]. J Prosthodont, 2019, 28(9): 1044−1046.

[2] Romanos GE, Delgado-Ruiz R, Sculean A. Concepts for prevention of complications in implant therapy[J]. Periodontol, 2000, 2019, 81(1): 7−17.

第十章

初学者常见问题剖析

翼上颌种植技术已经被提出多年，但其真正的大规模临床应用得益于最近10年全牙弓一段式种植固定修复治疗的兴起。尽管已有充分研究肯定了翼上颌种植较为理想的中短期成功率，且本书前文也对翼上颌种植技术的外科及修复阶段的规范化操作步骤进行了详细讨论，但当医师初涉该技术时仍会面临很多的临床问题无法得到解答，从而成为初学者攻克翼上颌种植技术的拦路虎。由于目前对于翼上颌种植的很多临床问题尚无规范的循证医学指南，因此医师的临床经验和手术技巧对于翼上颌种植的长期成功有着十分重要的意义。本章将总结初学者面临的翼上颌种植相关的常见临床问题，并交由一位或数位经验丰富的相关专家进行解答。对于尚存争议的问题，主编也会分享自己的个人经验，以便读者参考。

一、问题1：局部麻醉效果不佳时的补充麻醉策略

〈专家意见1〉通常翼上颌种植只需要局部浸润麻醉，如果术中麻醉效果不佳，需要分析具体原因。在保证安全剂量的前提下，大多数临床情况下可以通过增加麻醉剂的用量达到预期麻醉效果。若麻醉效果仍然不佳，考虑改变麻醉方式，通过增加上颌结节阻滞麻醉以及腭大孔阻滞麻醉，可以在绝大多数情况下获得理想的麻醉效果。如果患者对疼痛极度敏感，可以考虑采取舒适化静脉镇静。具体操作方法可参考《"翼"招制胜——无牙颌种植手术临床策略》第十二章。

〈专家意见2〉当麻醉效果不佳时，可以考虑改变麻醉位点重新进行局部麻醉。建议使用腭大孔阻滞麻醉以及上颌结节三点浸润麻醉方式，三点具体包括：A点（上颌结节颊侧黏膜）、B点（上颌结节远中：上颌结节与蝶骨翼突衔接处）、C点（上颌结节远中腭侧：翼突内板及腭骨锥突连接区域），为方便注射，可以将注射针头折弯45°左右（图10-1）。

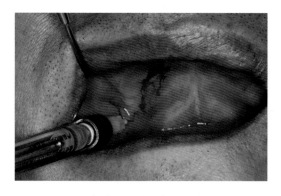

图10-1　上颌结节远中腭侧的注射麻醉方法

〈专家意见3〉翼上颌种植术前大多采用阿替卡因类麻药，一般使用局部浸润麻醉即能获得理想的麻醉效果。为了尽可能确保患者术中的完全无痛，建议注射时使用充足剂量的局部麻醉药物。在注射结束后建议等待10分钟左右再进行后续操作。若术中麻醉效果不佳，需要分析查找原因，有些情况可以继续增加注射剂量，有些情况需要更换麻醉剂种类及麻醉方式。

二、问题2：患者开口度较小时应该如何设计植入方案，手术过程中开口度不足时应该如何应对

〈专家意见1〉任何种植牙手术都需要考虑患者张口度的问题。对于中重度张口受限的患者来说，笔者不建议进行翼上颌种植手术。在某些临床条件下，即便可以勉强进行种植外科操作，但后续的基台安装及戴牙都会十分困难，也不利于术后的长期口腔维护。对于某些张口度处于临界状况且又必须选择翼上颌种植的病例，只能通过调整翼上颌种植体的角度和方向来实现。对于张口度较小的患者，可以考虑采用偏颊侧定点，增加种植体腭侧倾斜角度完成外科手术及后续修复治疗。

〈专家意见2〉手术过程中嘱患者头转向手术对侧，尽可能保证术区的可视性。在术中注意暴露解剖标志点，增加种植体的腭侧倾斜程度。重度张口受限为翼上颌种植的禁忌证。

〈专家意见3〉术前需要充分评估患者开口度状况。若存在张口严重困难应谨慎进行种植手术。对于中度张口受限的患者建议采用一些辅助开口器械，例如开口器或咬合垫。对于因肌肉紧张导致开口度不足的患者，通过充分的术前评估后可以通过吸入氧化亚氮或口服地西泮的方式缓解患者的肌紧张，帮助获得理想的开口度。

> **主编建议：**
> 除了上述解决方案，也可以考虑使用长钻针在种植导航的帮助下进行不翻瓣的倾斜备洞。

三、问题3：切口远中应该延伸到什么位置

〈专家意见〉切口延伸至上颌结节远中边缘隆突处。

主编建议：

初学者在行该区种植手术时，建议切口范围要求延伸至上颌结节远中，充分暴露上颌结节，可肉眼观察到或器械触到上颌结节最后点以及腭骨锥体结节，以指示种植体的颊腭侧倾斜度。注意在切口制备过程中，确保刀尖与上颌结节骨面直接接触，同时也应该防止切口过长造成出血。待手术技巧精进后，可以考虑借助数字化手段，逐渐减少翻瓣范围。

四、问题4：种植窝洞预备时，如何选择理想的定点位置

〈专家意见〉理想的定点位点在近远中方向上应当位于上颌第二磨牙远中，距离上颌结节远中边缘约10 mm以上，保证远中有足够的骨量，防止种植体植入过程中上颌结节区牙槽突骨折。

主编建议：

理想的上颌结节-翼板种植或跨上颌窦翼板种植都需要穿过上颌结节、腭骨锥突到达蝶骨翼板。此类种植设计中，种植体的穿出位点应该位于上颌第二磨牙附近。在局部解剖条件理想时，最佳的定点位置位于上颌结节后内侧缘近中12～15 mm，牙槽嵴顶正中偏颊。当窦底骨量不足或可选种植体长度受限时，可以考虑选择备用定点位置：该位点相较于最佳位点更偏向远中，大约位于第二磨牙远中及其更加远中的区域，但距离上颌结节远中缘需至少保留8～10 mm骨量。

五、问题5：窝洞预备过程中，如何选择理想的备洞方式，如何控制合理的级差范围

〈专家意见1〉若上颌结节区域骨宽度不佳，则上颌结节区应当避免过度骨挤压和级差备洞的操作，防止种植体植入过程中上颌结节骨裂。若上颌结节区域骨宽度充足，可适当进行骨挤压操作或增大级差，以保证获得理想的初始稳定性。

〈专家意见2〉不同的骨密度状态下使用不同的级差。使用柱形的扩孔钻植入锥形植体可以使得种植体根方的级差较小，而种植体颈部区域的级差较大，这刚好可以与局部骨密度状态所匹配，当上颌结节区骨宽度较为理想时，可以作为一种可选的新型预备方式。

主编建议：

当上颌结节区骨宽度较为理想时，在完成先锋钻预备后建议使用骨挤压器进行进一步的扩孔以增加局部的骨密度。另外借助类似Nobel Active系统的深螺纹设计，结合骨挤压技术和级差备洞技术可以有效帮助种植体获得理想的初期稳定性。

六、问题6：钻针已进入预定长度还未感受到骨皮质，应当如何处理

〈专家意见〉若钻针已到达预定长度而未感受到骨皮质，其常见原因是钻针的植入轴向与术前设计不同。此时应该停止备洞，分析钻针偏离的原因，更改植入位点，纠正种植体植入轴向。

主编建议：

若在临床上遭遇此类情况，建议在口内插入先锋钻，随后拍摄CBCT影像，以帮助判断，避免出现难以挽回的并发症。

七、问题7：当窝洞预备过程中，突然出现落空感时，应当如何处置

〈专家意见1〉当遭遇到未预期的落空感时，首先应当及时停止备洞。通过钻针进入骨内的深度以及钻针的植入角度明确落空感的出现原因，必要时可以术中拍摄CBCT明确具体原因。为了避免严重并发症的出现，对于初学者来说，建议采用带有止停环的钻头，并且在感觉钻头即将突破骨皮质时放慢转速，禁止给钻针施加过大的垂直向压力，避免钻针过度突破骨皮质。

〈专家意见2〉种植窝洞预备过程中，如果在尚未达到预期预备深度时突然出现落空感，则应该立即停止手术，明确落空感出现的原因。通过对比观察术中钻针的植入角度以及术前CBCT数据，可以大概率明确原因，调整后续备洞方向。

常见的原因如下。

（1）若定位过度偏近中，远中倾斜角度不足，落空感原因大概率是钻针进入上颌窦，处理方式包括向远中调整植入位点以及增大种植备洞时钻针的远中倾斜度。

（2）若定点偏远中，或是远中倾斜角度过大，落空感的出现大概率是穿通上颌结节远中，但并未触及腭骨锥突以及翼突骨皮质，此时种植钻针位于腭骨锥突的下方。在这

个轴向进一步深植入，可能会出现种植体异位的严重并发症。处理方式主要是减小种植钻针的远中倾斜度，当上颌结节骨量较为理想时也可以考虑向近中调整植入位点。

> **主编建议：**
>
> 翼上颌种植对备洞过程中的倾斜度控制有着比较高的要求，推荐种植医师在熟练掌握"All on 4"手术技巧后才能进行该手术。在操作过程中，按照术前设计位置，将钻针放置于理想的骨面。植入角度通常在近远中方向往远中倾斜 30°～45°，颊舌方向从颊侧往腭侧倾斜 10°～15°。在备洞过程中，注意水冷的同时警惕落空感出现。有任何落空的感觉都应立刻停止备洞，并使用测量杆进行探查。整个植入过程中，尤其注意不要损伤腭降动脉，因此种植体的根尖不应该过度往腭侧倾斜。

八、问题8：上颌结节出现脂肪变性还能获得理想的成功率吗？对于这样的临床情况需要注意什么

〈专家意见1〉翼上颌种植体的骨整合来源主要在翼板和腭骨锥突，此部位通常能获得 6～9 mm 以上骨皮质锚定，能够满足种植体负荷要求。当上颌结节出现脂肪变性时，其密度极低，对钻针的控制能力极度有限，术中需要注意避免钻针摇摆，不要反复提拉，避免牙槽嵴顶骨质骨折。

〈专家意见2〉种植体的远期存留率可能会受到上颌结节脂肪变性的影响。当遭遇此类临床状况，注意要在种植体颊侧余留一定厚度骨质，避免骨挤压造成的骨开裂以及钻针不稳的现象。

〈专家意见3〉翼上颌种植体固位力主要在翼板和腭骨锥突，因此上颌结节脂肪化也能获得较理想的成功率，但需要适当延长骨结合时间或者选择埋入性愈合。

> **主编建议：**
>
> 上颌结节的脂肪变性指的是上颌结节区域的骨组织因缺乏血供，导致骨松质退化逐渐被脂肪所取代。尽管目前没有文献专门研究该条件下种植体的成功率，但是笔者不建议在此类上颌骨条件下选择上颌结节种植体，而应该尽可能选择上颌结节-翼板种植体或跨上颌窦种植体。事实上，笔者尚未观察到上颌结节的脂肪变性会严重影响上颌结节-翼板种植体或跨上颌窦种植体的种植成功率。

在大多数临床情况下，蝶骨翼突及腭骨锥突结合部都能提供6mm左右的骨皮质厚度，若种植体以倾斜角度通过该术区即能获得6～9mm左右的骨皮质锚定及骨整合，能够确保获得一个较为稳定的远期预后。因此，对于上颌结节出现脂肪化的病例来说，笔者建议无须放弃手术，而是应该尽可能精准种植体植入位点，确保尽可能充分的骨皮质固位，在可能的情况下，让种植体尖端穿透翼板，以获得双骨皮质固位。

九、问题9：种植体植入过程中，植入扭矩过大应当如何处理

〈专家意见1〉种植体植入过程中的最大扭矩不建议超过45 N·cm。就笔者经验而言，当种植体植入扭矩过大时，可以取出种植体后重新进行窝洞预备，从而增大窝洞直径，确保扭矩不要过大。

〈专家意见2〉为了避免过大的植入扭矩，建议使用机用持钉器植入种植体，若植入扭矩过大（超过50 N·cm），建议重新备洞。

〈专家意见3〉根据个人临床经验以及相关文献报道，笔者建议翼上颌种植体的最佳植入扭矩在35～40 N·cm，一般不建议超过50 N·cm。若种植体尚有3个及以上螺纹数或者超过3 mm在骨外，且种植体的植入扭矩已经超过50 N·cm时，建议退出种植体后，采用原扩孔钻重新慢速备洞，或用侧切钻高转速修整种植窝洞后再行植入。对于局部骨密度很高但工具盒内没有装备攻丝钻的临床情况来说，当种植体备货充足时，可用高扭力拧入种植体，随后取出种植体后更换同型号新种植体再植入，相当于使用种植体本身对种植窝洞进行攻丝，但要注意该步骤中的种植体植入扭矩也不能过大，以免造成种植体开裂。

主编建议：

因种植体表面都有特殊表面处理，种植体就位时应使用专用植入工具将种植体植入备好的洞形中。种植体的植入可以选择种植手机或手动扳手植入。使用种植手机植入种植体时，将预选长度与直径的种植体通过连接器装入手机，选择合适的植入钻速以及植入扭矩进行种植体植入。一般情况下，建议植入钻速＜30 RPM，植入预设扭矩45 N·cm。当达到预设扭矩时，若种植体已有2/3以上长度进入骨内，可换用专用手动长柄扳手继续旋入至预定深度。若阻力过大，

超出70 N·cm应考虑退出种植体，重新攻丝甚至再次窝洞预备后再植入种植体。扭矩过大时强行植入，不仅会造成边缘骨皮质的过大应力，而且有可能导致种植体传送螺丝折断甚至种植体裂开，尤其是对小直径内连接种植体而言，风险更大。笔者尤其需要强调的是，为了避免并发症出现，种植窝洞预备过程中一定要确保充足的备洞长度，并且要求窝洞直径大于等于种植体尖端直径，以免在高扭矩植入种植体的过程中出现种植体溢扣。

十、问题10：如何保证长钻针的水冷效果

〈专家意见1〉第一，加大手机冷却水的出水量；第二，备洞过程中建议助手对种植窝洞内进行额外的喷水冷却。

〈专家意见2〉可采用双水路系统冷却，并注意提拉式备洞技巧。同时选择锋利的钻头，并调整转速，建议降低转速至300～500 RPM。

〈专家意见3〉每次备孔前用3～5℃的生理盐水冲洗整个钻针尤其是尖部。窝洞制备过程中，注意使用提拉式备洞方式，避免一钻直接到底。同时要严格控制钻针使用次数，有的情况下可考虑选择用一次性的新长钻针。

主编建议：

不同的骨质采用不同水冷技术，对硬骨质可采用双水路系统冷却。如Ⅲ或Ⅳ类骨区域采用50 RPM低速备洞方式，但值得注意的是，低速备洞可能会造成钻针的摆动幅度加大，因此尤其需要强调使用锋利的钻针并要求种植医师具备足够的钻针掌控能力。

十一、问题11：种植体的初始稳定性不良时应该如何处理

〈专家意见〉翼上颌种植体需要具备理想的初始稳定性，若初始稳定性不良，要尤其警惕种植体游离至翼突窝可能。必要时可以考虑放弃手术，在可能的情况下也可以更换更大直径的种植体，或者采用宽直径低穿龈愈合基台或复合基台锚定技术固定种植体，并选择埋植式愈合方式。

> **主编建议：**
>
> 翼上颌种植初始稳定性不良在临床上较少。最常见的原因主要有：① 窝洞预备的方向异常，例如未正对蝶腭连接区域，从而未能获得充足的骨皮质锚定。对于此种情况，要根据钻针偏离的幅度考虑是更改种植体植入方向还是需要取出种植体，待局部骨愈合后再次行种植体植入。② 蝶腭结合区明显的骨密度降低，当手术医师未能控制好极差时，可能会造成种植体初始稳定性不良。对于这种情况，若植入过程中种植体进入骨内超过2/3时，仍未获得理想的初始稳定性，应该放慢植入钻速，观察种植体的植入扭矩变化。若上颌结节的骨宽度充足，可以考虑更换更大直径的种植体，从而有助于获得更加理想的初始稳定性。

十二、问题12：种植体异位如何处理

〈专家意见1〉若种植体在植入过程中出现了种植体的异位，手术医师应当首先明确异位种植体所处的具体位置。若种植体移位上颌窦内，可以考虑通过上颌窦外侧壁开窗取出种植体；若种植体移位翼突窝，可以考虑切开黏膜，分离肌肉，取出种植体。

〈专家意见2〉参考《"翼"招制胜——无牙颌种植手术临床策略》第八章，系统阐述了翼上颌复合体种植的罩门分析和处置。

> **主编建议：**
>
> 经验丰富的口腔种植医师往往可以轻松处置移位至上颌窦内的种植体，在这种情况下，上颌蝶腭结合区往往尚未被破坏，可以同期更改备洞轴向，完成翼上颌种植体的植入。但是对于移位至翼突窝的种植体，若无确切把握，建议转诊至上级医院进行处置，以免种植体进一步移位至深层组织。

十三、问题13：如何确保在使用延长杆种植时种植手机的稳定性

〈专家意见1〉尽量使用新的延长杆，确保延长杆的连接稳定性和准确性。

〈专家意见2〉尽可能选择新的延长杆，在口外测试连接的松紧度，在口内尽可能按照备洞轴向使用钻针。

〈专家意见3〉在口外要确保延长杆和备洞车针卡扣完全到位，并尽可能考虑选择

新的延长杆。口内使用时要注意理想的手势和支点。

> **主编建议：**
>
> 建议首先选择常规钻针进行窝洞制备，当种植窝洞方向确认后，再进一步使用延长杆，并且尽可能选择较短的延长杆，同时尽量减少对延长杆施加侧向的力量。当条件允许，可以购买专用的翼板种植长钻针。

十四、问题14：翼上颌种植体穿出位点与前牙区植体之间的间距过大怎么处理（从修复学上进行处置还是通过上颌窦提升增加中间种植体）

〈专家意见〉考虑选择标准径或宽径种植体，当间距过大时，可以考虑通过上颌窦提升在桥体区域增加种植体，并应该考虑对修复体进行减径设计。

> **主编建议：**
>
> 一般不建议出现超过3个牙位的桥体长度，否则修复体在咬合状态下可能会发生形变，最终可能导致种植体周的咬合过载，引起更高的种植体生物学和机械学并发症出现。

十五、问题15：翼上颌种植失败后的处理是否需要植骨，多久可以考虑重新种植，还是应该放弃该植入位点

〈专家意见1〉当翼上颌种植失败后，优先考虑半年后重新植入。常规随访后，若局部位点不能满足再次种植的要求，则应更改手术方式，考虑选择颧骨种植或者上颌窦提升。

〈专家意见2〉观察到翼上颌种植失败后，应当对局部翼上颌种植区骨质损伤程度进行分析和预判。若预估失败位点能良好恢复，考虑术后6～8个月再次种植。若会存在不可逆性骨缺损，或预估失败位点无法良好恢复，则应该放弃该种植位点。

十六、问题16：翼板到底是穿透还是不穿透

〈专家意见〉在保证种植体理想的初始稳定性和长期稳定预后的前提下，优先考虑选择不穿透翼板。建议不超过16 mm种植体。

> **主编建议:**
>
> 当蝶腭结合区骨质骨量较为理想时，不建议穿通翼板，以防出血增加以及肌肉损伤。当该区域骨质骨量较差时，若植入位点理想，可以考虑穿通翼板，从而获得最大限度的骨包绕，确保种植体理想的初始稳定性。目前的研究认为，少量的翼内肌损伤通常不会对翼内肌的咀嚼功能造成不利影响。

十七、问题17：腭降动脉的走行对翼上颌种植设计的影响

〈专家意见1〉当腭降动脉走行正常时，在翼上颌种植手术中意外损伤腭降动脉十分罕见。当腭降动脉出现相关解剖变异时，例如腭降动脉走行低位，或是腭降动脉走行更加偏向颊侧时，翼上颌种植手术中损伤该动脉的风险会显著上升。为了预防手术中的动脉损伤，必要时可以考虑减少种植体腭侧的倾斜角度，并缩短种植体长度。对于某些严重的解剖变异，可以考虑放弃手术。

〈专家意见2〉多数情况下，腭降动脉走行不会影响到翼上颌种植体的设计。若出现特殊情况，要注意种植体根方与腭降动脉的关系，避免种植体轴向过度偏向腭侧造成动脉损伤。

十八、问题18：上颌结节缺乏时使用翼上颌种植的可行性

〈专家意见1〉上颌结节骨质缺乏，可以进行翼上颌种植手术。

〈专家意见2〉一般上颌结节若少量缺失，只要在翼板和腭骨锥突区能获得足够的初期稳定性是可以考虑种植的。上颌结节区骨量严重缺乏则不建议种植。

> **主编建议:**
>
> 尽管目前尚无确切循证医学证据支持，但主编认为种植体颈部的骨包绕对于种植体的长期稳定起到了决定性的作用。鉴于此，主编强烈建议仅仅在上颌结节充足，并能够保证种植体植入后颈部颊舌侧均存在≥2 mm的骨量且种植体颈部有>4 mm垂直骨高度时，进行翼上颌种植设计。

十九、问题19：植入过程中上颌结节裂开应该怎么处理

〈专家意见1〉若在种植体植入过程中，上颌结节骨开裂，则建议放弃该位点进行

植入。若此位点为整个种植设计的关键位点，可以在保证种植体强度的基础上选择直径小一号的种植体进行植入。

〈专家意见2〉单纯开裂而未出现骨板的松动或者脱落时，可以常规进行种植体植入。若裂开范围较大或者骨板出现了明显松动时，可以考虑复位后进行局部骨增量，随后继续完成植入。

主编建议：

当发生种植体植入过程中上颌结节开裂的情况时，首先应该明确裂开的具体位置。常见的裂开位置包括上颌结节远中以及上颌结节的颊侧。若仅仅出现了上颌结节的开裂，而未发生骨片的松动脱落，应该考虑退出种植体，对上颌结节位点进行再次预备后植入种植体，植入过程中考虑使用剥离器压住裂纹所在区域，防止裂纹的进一步扩展。若出现了上颌结节局部骨片的崩脱，则要根据崩脱的位置进行不同的临床选择：若是上颌结节的远中崩脱，该区域往往难以获得十分理想的骨再生，并且种植体可能会因为无远中支撑而在植入过程中出现远中移位，甚至脱落至翼突窝中，因此在这种情况下，建议放弃该位点的种植体植入；若是上颌结节的颊侧骨板脱落，可以考虑将骨板复位后，同期行局部骨增量手术，往往能够获得理想的骨增量效果。

二十、问题20：翼上颌种植在进行即刻负荷时需要注意什么

〈专家意见1〉注意确保种植体的初期稳定性，并保证充足的种植体-骨结合面积。

〈专家意见2〉种植即刻负荷的关键除了要求种植体具备良好的初始稳定性，还需要种植体有着理想的种植体长度，建议使用≥10 mm的种植体进行即刻负荷。除此之外，要注意控制对颌的咬合力量，不仅仅需要控制修复体的咬合面大小以及牙尖斜度，还要求患者具备良好的依从性，在骨整合早期尽可能食用软食。

主编建议：

与颧种植体不同，翼上颌种植中翼板区骨皮质厚度有限，对种植体的控制能力有限。因此，不论种植体的根尖区是否延伸至蝶腭结合区，种植体颈部的摩擦力对即刻负荷的成功都至关重要。当植入扭矩介于临界值，建议使用ISQ对种植体的初始稳定性进行测量，并且严格遵循种植体保护𬌗原则。

二十一、问题21：植入位点偏差未进入翼板区域时，应该拔除种植体重新种植还是直接完成修复

〈专家意见〉是否需要拔除种植体的关键因素是种植体是否获得了足够的初始稳定性以及良好的三维位置。若种植体在良好的三维位置上取得了较好的初始稳定性，就可以考虑直接完成修复。

> **主编建议：**
>
> 当种植体获得了充足的骨结合面积，能够确保不伤及重要的解剖结构并且能基本满足修复轴向的要求时，可以使用该种植体完成修复而不需要再重新进行种植。

二十二、问题22：安装复合基台时，害怕复合基台掉落入患者口内，有无操作建议

〈专家意见1〉建议种植医师首先要熟悉种植系统及患者口内情况，调整良好坐姿椅位，可以让患者稍往下内收下颌，切忌头部过度后仰，复合基台和扳手一定要完全就位时才能进行加力。在大多数临床情况下可以在患者口内放一块纱布以防止修复配件掉入食管气道。若基台不慎掉入口内需马上叮嘱患者不要做吞咽动作，立即用合适器械取出口外。

〈专家意见2〉在安装复合基台时，尽量使用机用螺丝刀，以防配件掉落口腔中。

> **主编建议：**
>
> 除了上述专家的意见，主编还建议使用较新的螺丝刀，以免因为螺丝刀磨损造成螺丝刀与中央螺丝之间连接不够紧密，在操作过程中发生松脱。此外，为了修复便利，复合基台连接后穿出位点应该向近中、向颊侧倾斜，所以当植入倾斜度较小时，应该考虑使用倾斜角度较小的复合基台甚至直角复合基台。

二十三、问题23：翼上颌种植体的维护方式

〈专家意见〉要求患者关注口腔卫生，定期复查维护，尤其应当提醒患者注意修复

体颊侧及远中的清洁。指导患者在间隙刷刷洗干净后，再用冲牙器冲洗。

二十四、问题24：如何设计上部修复体，以方便翼板种植体局部的口腔清洁

〈专家意见〉上部修复体选择船底式桥体设计，使钛支架颊侧与软组织接触，腭侧可预留清洁通道。加大修复体外展隙，若翼上颌种植位点过于偏向远中，可以减小修复体面积。

> **主编建议：**
> 种植体复合基台近远中应该预留足够的自洁通道，并严格控制修复体颊舌侧盖嵴部分的宽度。

二十五、问题25：当翼上颌种植体出现生物学并发症时，应当如何处理

〈专家意见〉当种植体颈部出现骨质吸收等生物学并发症，改变修复设计成卫生桥体，并磨除种植体颈部螺纹，必要的时候进行软组织移植，增加局部角化龈厚度。

> **主编建议：**
> 对翼上颌种植体应该进行定期随访，严密监控可能出现的生物学并发症。当出现生物学并发症时，应该积极应对，选择的策略可以包括切除性手术、再生性手术。对于难以控制的生物学并发症，有可能需要拔除种植体，选择其他位点再进行种植体植入。

二十六、问题26：当翼上颌种植体出现机械并发症时，应当如何处理

〈专家意见1〉常见的机械并发症包括种植体颈部折裂、螺丝折断等。根据不同的临床情况选择不同的处理方式，包括取出折断的螺丝及断裂的基台，甚至取出种植体。

〈专家意见2〉如出现种植体颈部折裂但植体较长时，可以重新整平种植体颈部对种植体进行改型，随后重新进行攻丝并调改上部连接锥度，从而方便进行再次修复。一般螺丝折断可以用专业工具取出，实在难以去除时可以磨除后重新攻丝。

第十一章
典型病例解析

〈病例1〉 上颌游离端种植连冠修复

右侧上颌磨牙缺失，使用近中轴向种植体与远中翼上颌种植体完成种植连冠修复。

【基本情况】

60岁女性患者，上下颌牙列缺损，排除手术禁忌证。

主诉：右侧上下颌磨牙拔除2个月，要求种植固定义齿修复。

X线片显示：16、17、46缺失，其中16、17拟种植位点垂直骨高度不足，骨密度较低。右侧上颌内慢性上颌窦炎症表现。

口内检查：全口卫生状况尚可，修复间隙尚可。

治疗计划：种植修复16、17、46。

【方案设计】

基于上述检查结果以及患者诉求，拟考虑16位点使用较短长度的大螺纹锥形种植体轴向植入，17种植位点选择翼上颌种植体，从而避开上颌窦腔，并确保获得理想的种植体初始稳定性。

【治疗过程】

16位点轴向植入大螺纹锥形种植体（4.2 mm×8 mm），17位点远中倾斜植入1枚翼上颌种植体（4.1 mm×16 mm）。术后即刻16种植体植入扭矩约25 N·cm，选择埋置式愈合；17种植体初始稳定性良好，安放复合基台。种植体植入术后4个月，种植体骨整合良好，遂进行种植二期手术。在永久修复阶段，近中轴向种植体上方使用粘接基台，并选择氧化锆连冠进行永久修复（图11-1至图11-8）。

【病例讨论】

鉴于患者右侧上颌窦处于慢性炎症状态，选择不侵入上颌窦完成种植手术无疑是最微创安全的种植方案。由于患者局部牙槽骨密度较低，在16种植位点选择了大螺纹锥

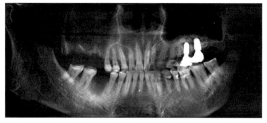

图11-1　术前影像学照片

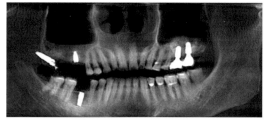

图11-2　种植术后即刻影像学照片

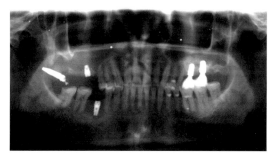

图11-3　种植术后4个月影像学照片

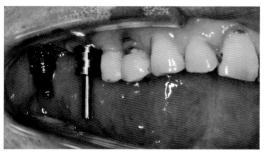

图11-4　修复前模型制取

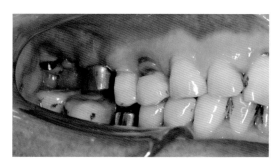

图11-5　16种植位点粘接基台就位

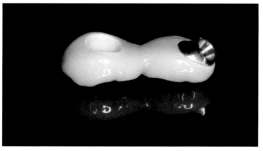

图11-6　永久修复体

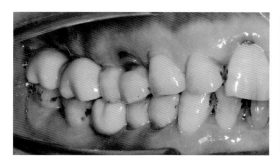

图11-7　永久修复体戴入即刻口内照

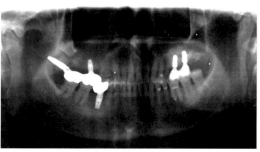

图11-8　永久修复体戴入即刻的影像学照片

形种植体，但还是未能获得理想的初始稳定性，遂选择埋置式愈合；对于17种植位点来说，由于垂直骨高度进一步受限，在选择短种植体和翼上颌种植体之间，笔者选择了翼上颌种植体，以期通过较长的种植体长度克服局部骨密度较低的临床困难；最终2枚种植体都成功获得了骨整合。在永久修复时，近中轴向种植体上方选择粘接基台，以节约修复费用。为了避免可能的粘接剂残留，该病例选择了个性化基台，以确保基台肩位位于平龈位置。而在修复体材料的选择上，因为修复体为两单位的连冠，跨度很小，因此，常规的氧化锆足以满足理想的修复强度。

〈病例2〉 上颌游离端三单位种植固定桥

左侧上颌磨牙缺失，使用近中倾斜种植体与远中翼上颌种植体完成种植固定桥修复。

【基本情况】

62岁女性患者，上下颌牙列缺损，排除手术禁忌证。

主诉：左侧上颌磨牙松动数月，无法咬合，要求拔除后更换为固定义齿修复。

X线片显示：25、46、47缺失，26牙体牙髓联合病变，27牙Ⅱ度松动，无法保留；37牙残根；38牙近中水平阻生。左侧上颌窦内明显上颌窦囊肿。

口内检查：全口卫生状况尚可，修复间隙尚可。

治疗计划：拔除26、27、37、38；种植修复25至27、37、46、47。

由于患者重度牙科恐惧，不愿意接受多次复杂手术治疗，要求医师尽可能选择即刻种植，并且在种植同期安装愈合基台。

【方案设计】

基于上述检查结果以及患者诉求，拟考虑左侧上颌磨牙区域选择即刻种植。为了获得理想的种植体初始稳定性，选择在近远中位点均使用倾斜种植设计，以方便使用更长的种植体，同时可以避开上颌窦腔。

【治疗过程】

微创拔除26、27患牙。在26位点近中倾斜植入种植体，在27位点远中倾斜植入1枚翼上颌种植体。由于种植体初始稳定性理想，但种植体之间平行度差异明显，种植体植入同期安装角度复合基台纠正种植体之间的平行度差异。后续选择钛支架上粘接氧化锆单冠进行永久修复（图11-9至图11-13）。

【病例讨论】

翼上颌种植究其根本是以外科为导向的种植方案设计。与当前所推崇的以修复为导向的种植方案设计相比，以外科为导向的种植设计能够最大限度利用患者剩余骨量，尽可能减少骨增量手术的手术创伤及相关并发症，同时也能够显著缩短愈合时间，减少手术费用。对于牙科恐惧症患者来说，以外科为导向进行种植方案设计，并在后期通过上部修复来弥补种植体方向及位点的偏差，可以成为一个可供参考的选项。

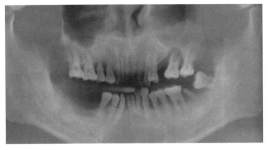

图11-9 术前影像学照片

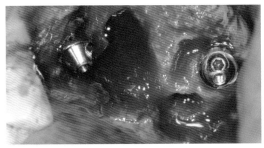

图11-10 左上磨牙区种植术后即刻，安装角度复合基台

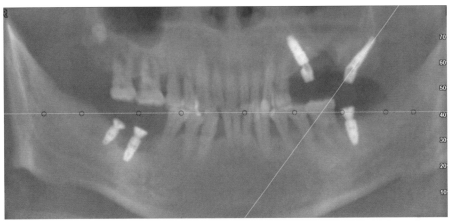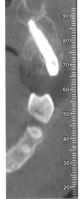

图11-11 种植术后即刻的影像学照片

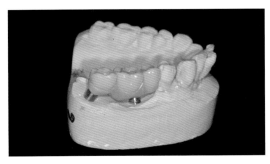

图11-12 永久修复体制作完成（螺丝固位）

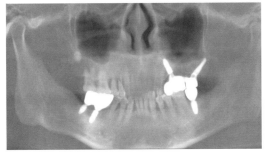

图11-13 永久修复体戴入即刻的影像学照片

对于此病例来说，若选择以修复为导向进行种植设计，则需要优先处置上颌窦内的囊肿，随后在种植体植入同期进行上颌窦底提升，并极有可能需要选择埋置式愈合。这不仅会延长整个治疗周期，同时手术费用以及有创操作的次数也会明显增加。

由于该病例中近中种植体也选择了倾斜植入，所以在近中种植体上方也选择了复合基台，以方便纠正2枚种植体之间平行度的差异。同时，由于修复体存在一个前磨牙长度的近中悬臂，所以最终修复体选择在钛支架上方粘接全锆单冠来保证足够的修复体强度。

〈病例3〉 上颌游离端四单位种植固定桥

双侧上颌磨牙缺失，使用近中轴向种植体与远中翼上颌种植体完成种植固定桥修复。

【基本情况】

67岁男性患者，上下颌牙列缺损，排除手术禁忌证。

主诉：双侧上颌磨牙以及右下颌磨牙缺失数月，咀嚼困难。要求固定义齿修复，并改善面型。

X线片显示：14至17、24至27、47缺失。双侧上颌拟种植术区牙槽嵴垂直骨高度不足，牙槽骨密度明显疏松。左侧上颌窦明显上颌窦囊肿。

口内检查：全口卫生状况尚可。牙槽嵴愈合良好，拟种植术区垂直修复空间不足。

治疗计划：于14、15、17、24、25、27进行种植体植入，双侧上颌磨牙区种植固定桥修复。47牙种植单冠修复。

【方案设计】

基于上述检查结果以及患者诉求，拟考虑14、15、24、25轴向种植，17、27选择翼上颌种植，从而避开上颌窦，并且有助于缩短骨愈合时间。

【治疗过程】

14、15、24、25轴向进行种植体植入，同期在17、27位点远中各倾斜植入1枚翼上颌种植体。种植体完成骨整合后，首先抬高患者的垂直距离，并使用高强度树脂牙进行临时修复，以评估患者的颌位关系，同时进行渐进性骨负荷。后续选择钛支架上融附聚合瓷进行永久修复（图11-14至图11-20）。

【病例讨论】

鉴于患者左侧上颌窦内存留明显上颌窦囊肿，选择不侵入上颌窦完成种植手术无疑是最微创的种植方案，因此患者27种植位点选择了翼上颌种植。对于患者右侧上颌来说，17种植位点可以考虑种植体植入同期进行上颌窦底提升术；但相较于上颌窦底提

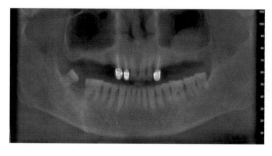

图11-14 术前影像学照片

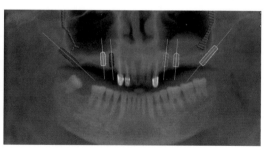

图11-15 术前种植方案设计

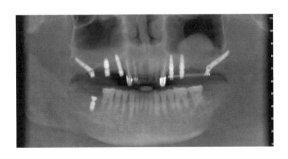

图 11-16 种植体植入后的影像学照片

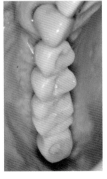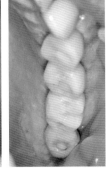

图 11-17 临时修复体戴入后的口内照

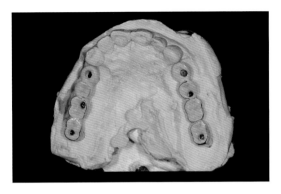

图 11-18 永久修复体（钛支架上融附聚合瓷）

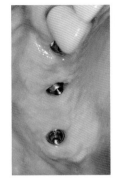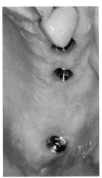

图 11-19 永久修复体戴入前的口内照

升来说，使用翼上颌种植体可以大大缩短种植体的负荷时间，故此 17 位点也选择了翼上颌种植。

在基台的选择上，因为需要纠正包括翼上颌种植体在内的 3 枚种植体的平行度差异，故均选择了复合基台。同时，由于该病例垂直向修复空间有限，在复合基台高度的选择上，保证肩台位于龈下 0.5 mm

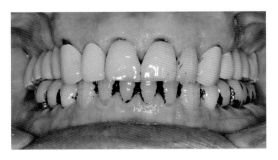

图 11-20 永久修复体戴入后的口内照

左右，在保证理想的可清洁性的前提下，尽可能增加了修复体的垂直向修复空间。

在本病例修复阶段，由于需要抬高患者的垂直距离，患者正中咬合时的咬合力量几乎全部由种植体承担，所以，该病例在永久修复前首先进行了临时修复，以评估患者的垂直距离并帮助进行种植体的渐进性骨负荷。

在最终修复时发现，尽管抬高了患者的垂直距离，但垂直向修复空间仍并非十分充足。因此在永久修复时，选择了钛支架上融附聚合瓷作为永久修复材料，从而保证修复体理想的材料强度。

〈病例4〉 上颌单侧缺失的种植修复

左侧上颌多牙需种植修复，使用近中轴向种植体、上颌窦前壁近中倾斜种植体以及远中翼上颌种植体完成种植固定桥修复。

【基本情况】

57岁女性患者，上下颌牙列缺损，排除手术禁忌证。

主诉：左侧上颌多牙拔除后数月，咀嚼困难，要求种植固定义齿修复。

X线片显示：23至26、35至37、44至47缺失。左侧上颌拟种植术区牙槽嵴垂直骨高度不足，牙槽骨密度明显疏松。

口内检查：全口卫生状况尚可。牙槽嵴愈合良好，21、22、27患牙牙体严重缺损，Ⅱ度松动。

治疗计划：拔除21、22、27患牙，左侧上颌磨牙区采取倾斜植入以减小手术创伤，缩短愈合时间。

【方案设计】

基于上述检查结果以及患者诉求，考虑拔除21、22、27患牙。21、23位点轴向植入种植体，25位点于上颌窦前壁近中倾斜植入，27位点远中倾斜植入1枚翼上颌种植体，从而避开上颌窦，并行21至27即刻修复，从而即刻恢复患者的美观和功能。

【治疗过程】

21即刻种植，23轴向种植，25位点于上颌窦前壁近中倾斜植入，27位点远中倾斜植入1枚翼上颌种植体，从而避开上颌窦。行21至27即刻修复以恢复患者的美观、发声、咀嚼等功能。愈合4个月后，进行永久修复。永久修复时选择钛支架上粘接氧化锆冠，以确保理想的美学效果和修复体机械强度（图11-21至图11-27）。

【病例讨论】

该病例修复范围涉及美学区，因此即刻修复甚至是即刻负荷应成为首选的治疗方案，以尽快恢复患者的美观和功能。针对该病例上颌窦严重气化且上颌磨牙区骨密度较低的临床情况，选择在上颌窦前壁近中植入1枚近中倾斜种植体，而在上颌窦后方植入1枚翼上颌种植体，从而避开了上颌窦，并能够通过增加种植体长度获得理想的

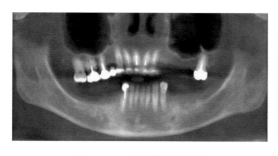
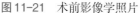

图11-21 术前影像学照片

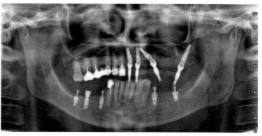

图11-22 种植体植入即刻影像学照片

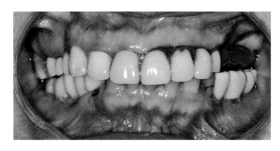

图11-23 临时修复即刻口内照

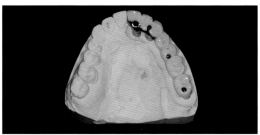

图11-24 永久修复体制作完成

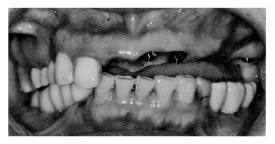

图11-25 永久修复前口内照

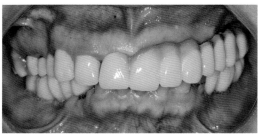

图11-26 永久修复完成后口内照

初始稳定性，方便即刻修复的完成。

在基台的选择上，因为需要纠正包括翼上颌种植体在内的4枚种植体的平行度差异，故均选择了复合基台。在永久修复时，选择了钛支架上粘接氧化锆单冠，这在保证修复体强度的同时也确保了理想的美学效果。

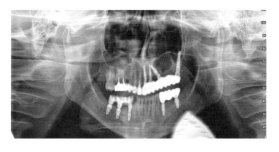

图11-27 永久修复完成后的影像学照片

〈病例5〉 补救上颌 All on 4 远中种植体失败

上颌 All on 4种植修复后，右侧远端倾斜种植体在临时修复阶段出现种植体失败，取出失败种植体后，在原位更换1枚更大直径种植体，并在同侧翼上颌区域补充植入1枚翼上颌种植体，完成上颌全牙弓种植修复。

【基本情况】

60岁男性患者，上颌终末期牙列，下颌多牙缺失，排除手术禁忌证。

主诉：上下颌多牙缺失数月，咀嚼困难，要求种植固定义齿修复。

X线片显示：17、16、12至22、24至26、37、47缺失。14至24之间牙槽骨高度尚可，双侧上颌磨牙区垂直骨高度不足，牙槽骨密度明显疏松。

口内检查：全口卫生状况尚可。牙槽嵴愈合良好，23牙残根，断面平牙龈，其余上颌牙Ⅱ度松动。

【方案设计】

拔除上颌余留牙，上颌标准All on 4种植设计，由于骨量的限制，上颌种植包括14、25的倾斜种植体以及12、22的轴向种植体，以减小手术创伤，缩短愈合时间。后续采取一段式种植固定桥修复16至26。

【治疗过程】

上颌按照术前设计行All on 4即刻种植即刻修复。为了减少即刻修复阶段种植体上方的咬合力，临时修复体上方并未行悬臂设计。但在术后随访过程中，出现了14倾斜种植体的失败。为了避免出现缺牙期，并按照原计划完成上颌种植固定义齿，选择在14位点重新种植1枚宽径种植体，并在17位点增加1枚翼上颌种植体。最终上颌使用了包含翼上颌种植体在内的5枚种植体完成了全牙弓的种植固定修复（图11-28至图11-43）。

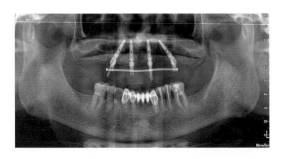

图11-28　上颌All on 4永久修复前的影像学照片（发现14种植体未形成骨整合）

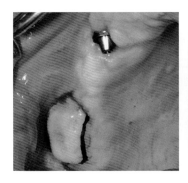

图11-29　右侧翼上颌种植术中（翻瓣）

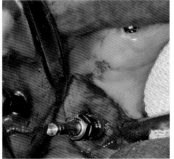

图11-30　右侧翼上颌种植术中（窝洞预备中）

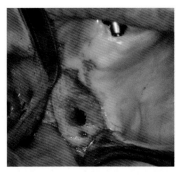

图11-31　右侧翼上颌种植术中（窝洞预备完成）

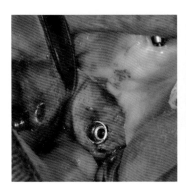

图11-32　右侧翼上颌种植术中（种植体植入）

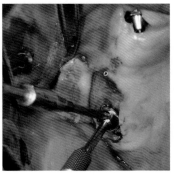

图11-33　右侧翼上颌种植术中（复合基台安装）

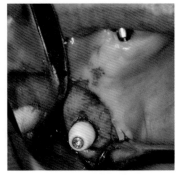

图11-34　右侧翼上颌种植术中（基台保护帽安装）

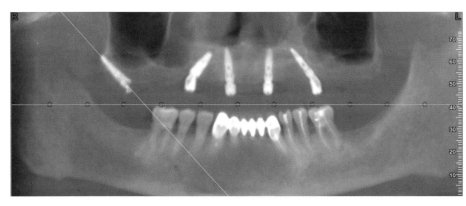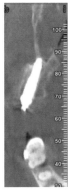

图11-35　完成右侧翼上颌种植手术并更换14种植体术后即刻影像学照片

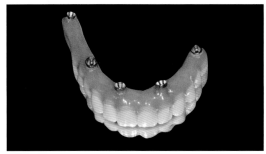

图11-36　临时修复体

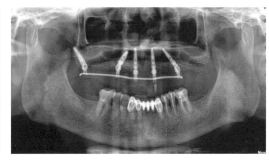

图11-37　临时修复体戴入即刻的影像学照片

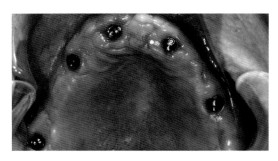

图11-38　永久修复体戴入前的口内照

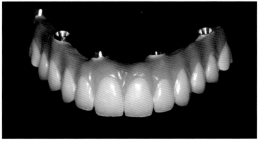

图11-39　永久修复体

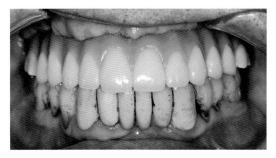

图11-40　永久修复体戴入即刻口内照

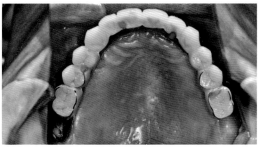

图11-41　永久修复体戴入后咬合面照（翼上颌种植位点选择去排牙设计）

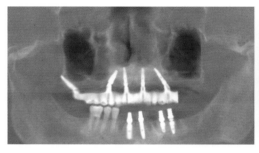

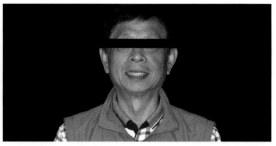

图11-42　永久修复体戴入后影像学照片　　　　图11-43　永久修复体戴入后面相照

【病例讨论】

该病例最初设计为标准All on 4。在该病例一期手术过程中，种植体的前后向分布理想，即刻种植阶段也未设悬臂，但还是出现了14种植体的失败。考虑到该病例下颌为天然牙列，咬合力较大，而14牙的穿出位点过于偏向近中，因此过大的咬合力可能是种植体失败的主要问题。针对这样的临床情况，若仅仅在14位点进行补种，其同样存在因咬合力过大而导致种植体失败的风险。因此，手术医师在17位点额外增加了1枚翼上颌种植体，以帮助分担咬合力，最终种植成功。

〈病例6〉　上颌ⅦⅤ全牙弓种植修复（上颌结节-翼板种植体）

上颌终末期牙列，需即刻种植即刻修复。由于患者上颌窦严重气化，若使用标准All on 4种植修复，则会出现修复体远中悬臂过长或是出现种植体倾斜角度过大的临床情况。通过在双侧翼上颌区域各补充种植1枚翼上颌种植体，可以最微创的手段有效解决上述问题。

【基本情况】

71岁女性患者，上颌终末期牙列，下颌多牙缺失，排除手术禁忌证。

主诉：上下颌多牙缺失数月，咀嚼困难，要求种植固定义齿修复。

X线片显示：17、15、12至22，24至26、36、37、41、46、47缺失。15、43残根。13至23之间牙槽骨高度尚可，双侧上颌前磨牙及磨牙区垂直骨高度不足，牙槽骨密度明显疏松。

口内检查：全口卫生状况一般。牙槽嵴愈合良好，15、43牙残根位于龈下，其余上颌牙Ⅱ度松动。

【方案设计】

拔除上颌余留牙，上颌标准ⅦⅤ种植修复，包括17、27的翼上颌种植体，14、24的近中倾斜种植体以及12、22的轴向种植体，以避免修复体远中悬臂、减小手术创伤，后续采取一段式种植固定桥修复16至26。下颌缺失牙暂行活动义齿修复。

【治疗过程】

局部麻醉下，上颌按照术前设计行ⅦⅤ即刻种植，随后进行即刻修复。整个愈合期间无并发症出现。选择钛支架上方融附烤塑完成永久修复（图11-44至图11-58）。

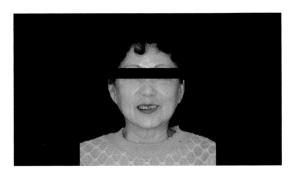

图11-44 患者术前面相照

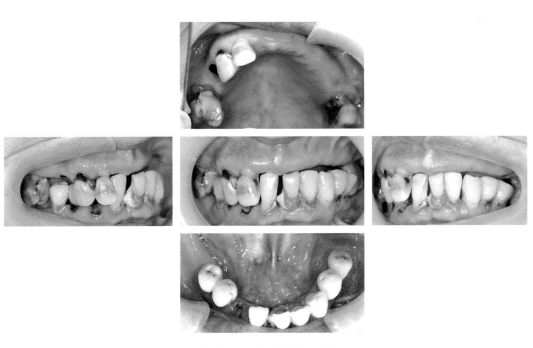

图11-45 患者术前口内照

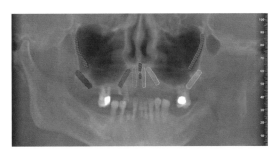

图11-46 患者术前种植方案设计

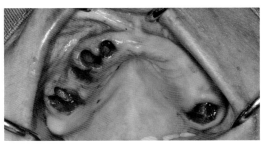

图11-47 上颌手术过程（拔牙）

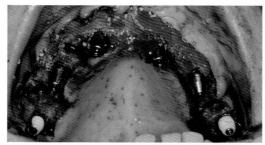

图 11-48　上颌手术过程（种植体植入）

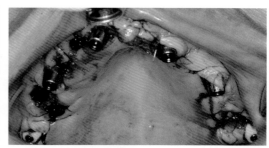

图 11-49　上颌手术过程（基台安装及创口关闭：注意在翼上颌种植术区将颊侧软组织进行旋转瓣设计，从而方便软组织的对位缝合）

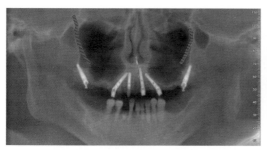

图 11-50　种植体术后即刻的影像学照片

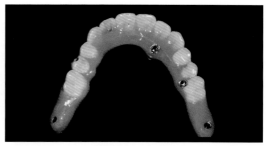

图 11-51　临时修复体（注意翼上颌种植位点的去排牙设计）

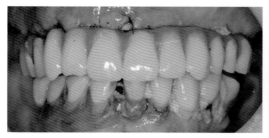

图 11-52　临时修复体戴入即刻口内照

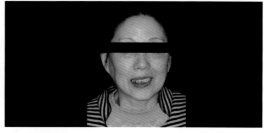

图 11-53　临时修复体戴入即刻面相照

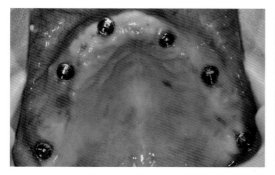

图 11-54　永久修复前口内照

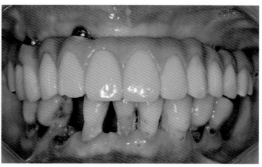

图 11-55　永久修复体戴入后口内照

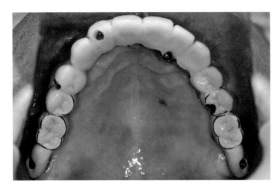

图11-56 永久修复体戴入后咬合面照（注意翼上颌种植位点的去排牙设计）

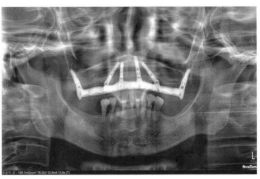

图11-57 永久修复体戴入后即刻影像学照片

【病例讨论】

该病例由于严重的上颌窦气化导致上颌前磨牙区及磨牙区均无法满足种植体的轴向植入。若选择上颌标准All on 4设计，势必造成远中种植体的穿出位点过于偏向近中，修复体会存在明显的远中悬臂，严重影响种植体的远期预后。通过在双侧翼上颌区域增加种植体，可以完全避免All on 4的悬臂设计，保证了整个种植修复系统的长期稳定。由于仅需要修复至第一磨

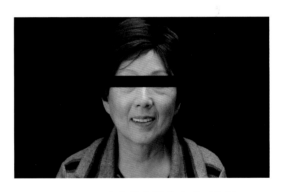

图11-58 永久修复体戴入后面相照

牙位置，因此翼上颌种植位点在修复时选择了去排牙设计，以方便口腔清洁的维护。

〈病例7〉 上颌ⅦⅣ全牙弓种植修复（跨上颌窦翼板种植体）

跨上颌窦翼板种植。上颌终末期牙列，需即刻种植即刻修复。由于患者上颌窦严重气化，若使用标准All on 4种植修复，则会出现修复体远中悬臂过长或是出现种植体倾斜角度过大的临床情况。遂决定在双侧翼上颌区域各补充种植1枚翼上颌种植体，以消除修复体远中悬臂。由于患者上颌结节较小，为了确保种植体植入过程中上颌结节不出现开裂，选择跨上颌窦翼板种植。

【基本情况】

69岁女性患者，上颌终末期牙列，下颌多牙缺失，排除手术禁忌证。

主诉：上下颌多牙缺失数月，咀嚼困难，要求种植固定义齿修复。

X线片显示：17、15至25、27、35至37、46、47缺失。16、26残根。13至23之间牙槽骨高度尚可，双侧上颌前磨牙及磨牙区垂直骨高度不足，牙槽骨密度明显疏松。

口内检查：全口卫生状况一般。牙槽嵴愈合良好，16、26牙残根无法保留，其余

上颌牙Ⅱ度松动。

【方案设计】

拔除上颌余留牙，上颌标准ⅦⅤ种植修复，包括17、27的跨上颌窦翼板种植，14、24的近中倾斜种植体以及12、22的轴向种植体，以避免修复体远中悬臂、减小手术创伤，后续采取一段式种植固定桥修复17至27。下颌缺失牙择期行种植体植入。

【治疗过程】

局部麻醉下，上颌按照术前设计行ⅦⅤ即刻种植，随后完成即刻修复。整个愈合期间无并发症出现。选择钛支架上方融附烤塑完成永久修复（图11-59至图11-71）。

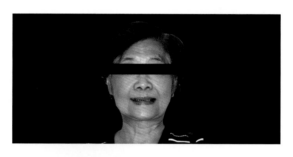

图11-59　患者术前面相照

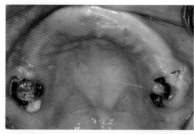

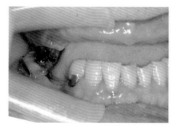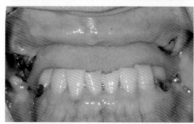

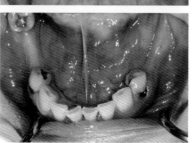

图11-60　患者术前口内照

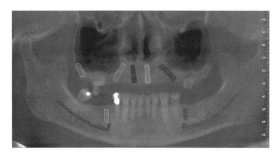

图11-61 种植方案设计

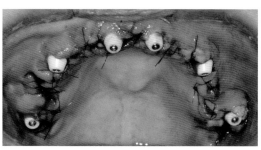

图11-62 上颌种植体植入完成后口内照

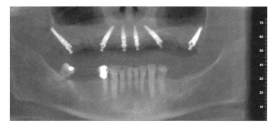

图11-63 上颌种植体植入完成即刻的影像学照片（双侧上颌窦内可见液平面）

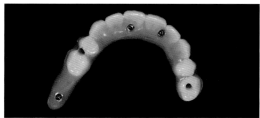

图11-64 上颌临时修复体

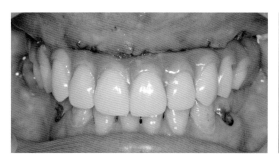

图11-65 上颌临时修复体戴入即刻口内照

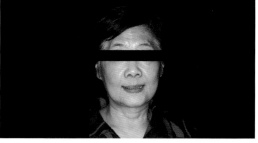

图11-66 上颌临时修复体戴入即刻面相照

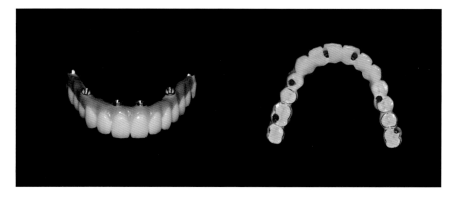

图11-67 上颌永久修复体

由于需要恢复至上颌双侧第二磨牙位置，翼上颌种植位点不需要进行去排牙设计

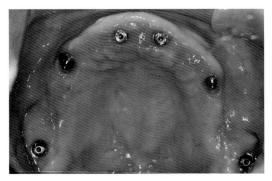

图11-68 上颌永久修复体戴入前口内照

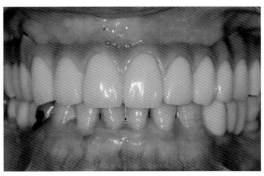

图11-69 上颌永久修复体戴入后口内照

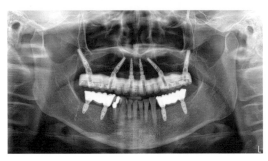

图11-70 上颌永久修复体戴入后影像学照片

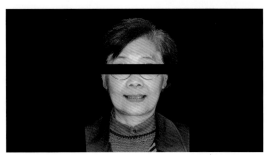

图11-71 上颌永久修复体戴入后面相照

【病例讨论】

该病例与病例6一样，选择了VⅡV种植方案。与前述病例不同，该病例由于上颌结节体积较小，双侧翼上颌种植体选择了跨上颌窦翼板种植设计。在种植体植入术后，由于种植体侵入了上颌窦腔，可见上颌窦内明显液平面。但在整个随访期间中，并未出现任何上颌窦相关的并发症。在永久修复重新拍摄CBCT时，上颌窦内的积液消失。跨上颌窦翼板种植体并未对上颌窦的健康产生不利影响。随访过程中，也可见跨上颌窦翼板种植体长期稳定的边缘骨水平。

〈病例8〉 上颌ALL on 6种植修复（单侧上颌窦底内提升）

双侧远中支撑分别使用翼上颌种植及上颌窦底内提升。上颌终末期牙列，需即刻种植即刻修复。由于患者上颌窦严重气化，若使用标准All on 4种植修复，则会出现修复体远中悬臂过长或是出现种植体倾斜角度过大的临床情况。为了规避悬臂，选择在患者左侧翼上颌区植入1枚翼上颌种植体，而在患者右侧磨牙区，通过上颌窦内提升完成1枚轴向种植体植入，最终获得理想的修复效果。

【基本情况】

62岁男性，上颌终末期牙列，排除手术禁忌证。

主诉：上下颌多牙缺失数年，现在无法咀嚼，要求种植固定义齿修复。

X线片显示：口内余留牙牙槽骨严重吸收至根尖1/3位置。14至24之间牙槽骨高度尚可，双侧上颌前磨牙及磨牙区垂直骨高度不足，双侧上颌窦内慢性上颌窦炎症表现。

口内检查：全口卫生状况一般。上颌余留牙牙根明显暴露，Ⅲ度松动。

【方案设计】

拔除上颌余留牙，上颌使用6枚种植体完成全牙弓种植修复。其中16位点使用上颌窦底内提升技术，同期种植体植入；27位点使用翼上颌种植技术。后续采取一段式种植固定桥修复17至27。

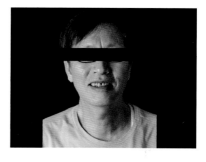

图11-72 上颌种植修复术前面相照

【治疗过程】

局部麻醉下，上颌按照术前设计植入6枚种植体，所有种植体初始稳定性良好，遂在种植后选择即刻修复。整个愈合期间无并发症出现。选择钛支架上方融附烤塑完成永久修复（图11-72至图11-82）。

【病例讨论】

与病例6和病例7不一样，本病例仅在左侧选择了翼上颌种植，而在上颌右侧选择了上颌窦底内提升同期植入，即选择了1枚轴向种植体。笔者认为，尽管翼上颌种植体存在诸多临床应用优势，但对于满足轴向种植的临床情况，还是应该首选轴向种植从而简化外科手术难度，也便于后续的修复操作，在出现种植体相关并发症时也方便进行处置。

本病例16位点种植体的型号为5 mm×8.5 mm，实际种植体位于牙槽骨内的长度约

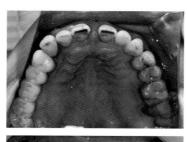

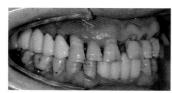
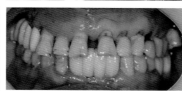

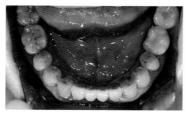
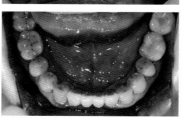

图11-73 上颌种植修复术前口内照

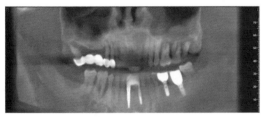

图 11-74　术前全景

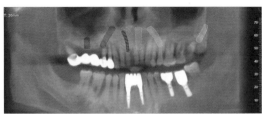

图 11-75　上颌种植修复方案设计

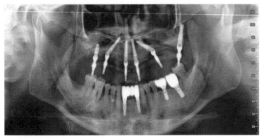

图 11-76　上颌种植体植入即刻的影像学照片

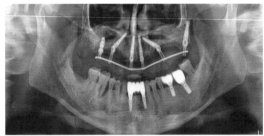

图 11-77　上颌即刻修复后的影像学照片

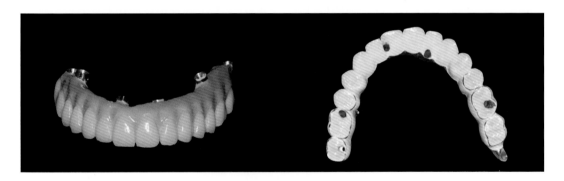

图 11-78　上颌永久修复体

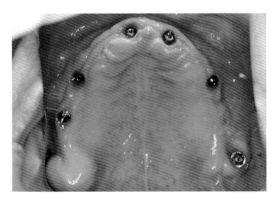

图 11-79　上颌永久修复体戴入前口内照

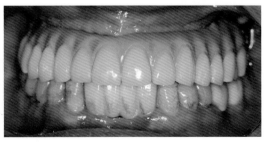

图 11-80　上颌永久修复体戴入后口内照

该患者4枚近中种植体的复合基台边缘位于牙龈下，可见局限性的牙龈炎症表现；而2枚远中种植体的复合基台边缘位于牙龈上方，种植体周的软组织十分健康

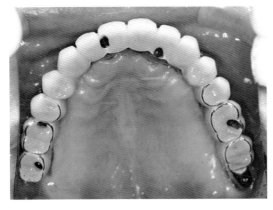 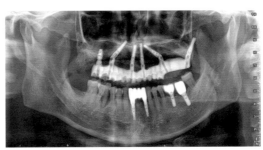

图11-81 上颌永久修复体戴入后咬合面照（27 图11-82 上颌永久修复体戴入后的影像学照片
翼上颌种植位点选择了去排牙设计）

6 mm。在植入过程中，由于种植体的大体形貌设计，该种植体也获得了理想的初始稳
定性，于是修复医师在进行上颌的即刻修复时也同样囊括了该种植体。尽管该病例取得
了成功，然而，较短种植体参与的即刻负荷尚无确切文献报道，所以读者应该谨慎进行
类似临床操作。

从本病例永久修复体戴入前的口内图可以看出，前方4枚种植体周软组织明显红
肿，而后方2枚种植体周并未出现上述现象。笔者认为主要原因在于复合基台的肩台位
置不同。后方2枚种植体基台肩台位于龈上，修复体自洁作用理想；而前方种植体基台
肩台位于龈下，难以获得理想的清洁，最终导致了局部的炎症反应。因此，在非美学区
选择复合基台穿龈高度时，应该优先保证复合基台肩台位于牙龈上方，以方便清洁，减
少生物学并发症的发生风险。

〈病例9〉 上颌ALL on 6种植修复（单侧悬臂设计）

双侧远中支撑分别使用翼上颌种植及大倾斜角度的近中倾斜种植体。上颌终末期牙
列，需进行即刻种植即刻修复。由于患者上颌窦严重气化，若使用标准All on 4种植修
复，则会出现修复体远中悬臂过长或是出现种植体倾斜角度过大的临床情况。为了规避
悬臂，选择在患者右侧翼上颌区植入1枚翼上颌种植体，在患者左侧前磨牙区植入1枚
大倾斜角度的近中倾斜种植体，最终获得理想的修复效果。

【基本情况】

58岁男性，上下颌终末期牙列，排除手术禁忌证。

主诉：上下颌多牙缺失数年，现在无法咀嚼，要求种植固定义齿修复。

X线片显示：口内余留牙牙槽骨严重吸收至根尖1/3位置。14至24之间牙槽骨高度
尚可，双侧上颌前磨牙及磨牙区垂直骨高度不足，双侧上颌窦内慢性上颌窦炎症表现。
左侧上颌结节区严重吸收。

口内检查：全口卫生状况一般。全口余留牙牙根明显暴露，Ⅲ度松动。垂直距离明显丧失。

【方案设计】

拔除上颌余留牙，上颌使用6枚种植体完成全牙弓种植修复。其中17位点使用翼上颌种植技术。通过增加左侧上颌远中种植体的近中倾斜角度，保证种植体从25位点穿出。后续采取一段式种植固定桥修复16至26。

【治疗过程】

局部麻醉下，上颌按照术前设计植入6枚种植体，所有种植体初始稳定性良好，遂在种植后选择即刻修复。整个愈合期间无并发症出现。选择钛支架上方融附烤塑完成永久修复（图11-83至图11-89）。

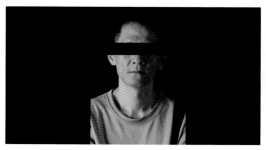

图11-83　上颌种植修复术前面相照

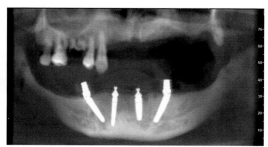

图11-84　上颌种植修复术前放射学图像

可见左侧上颌结节严重吸收

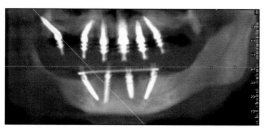

图11-85　上颌种植体植入后的影像学照片

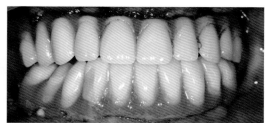

图11-86　上颌即刻修复完成后口内照

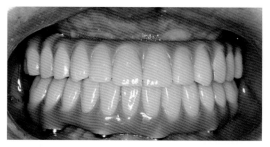

图11-87　上颌永久修复完成后口内照

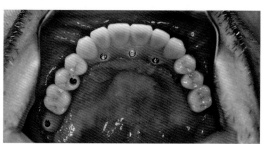

图11-88　上颌永久修复完成后的咬合面照

【病例讨论】

该病例因为左侧上颌结节区牙槽骨严重吸收，难以满足翼上颌种植体长期稳定的治疗效果，遂放弃翼上颌种植，选择其他替代方案。由于患者左侧上颌窦内明显上颌窦囊肿，上颌窦底提升风险高；而剩余骨板菲薄，不满足腭侧倾斜种植的颌骨条件，最终还是选择近中倾斜种植。

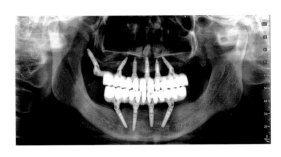

图11-89 上颌永久修复完成后的影像学照片

在近中倾斜时，可以通过增加种植体近中倾斜角度，使得种植体的穿出位点进一步移动至修复体远中，从而减少修复体悬臂。但是过大的近中倾斜度可能会导致修复困难，甚至会导致相关生物学和机械并发症出现，因此，在进行临床决策时应当仔细评估。

在永久修复体上可以发现，修复体左侧远中存在一个牙位的悬臂，放射学影像显示，25种植体颈部似乎已有骨吸收发生，而右侧因为存在翼上颌种植，完全规避了修复的远中悬臂，种植体边缘骨水平十分稳定。由于只修复至双侧上颌第一磨牙位置，所以，右侧翼上颌位点选择了去排牙设计，以帮助维持局部的可清洁性。

〈病例10〉 上颌ALL on 6种植修复（单侧腭侧倾斜设计）

双侧远中支撑分别使用翼上颌种植及腭侧倾斜种植体。上颌终末期牙列，需即刻种植即刻修复。由于患者上颌窦严重气化，若使用标准All on 4种植修复，则会出现修复体远中悬臂过长或是出现种植体倾斜角度过大的临床情况。为了规避悬臂，选择在患者左侧翼上颌区植入1枚翼上颌种植体，在患者右侧磨牙区植入1枚腭侧倾斜种植体，最终获得理想的修复效果。

【基本情况】

52岁男性，上下颌终末期牙列，排除手术禁忌证。

主诉：上下颌多牙缺失数年，现在无法咀嚼，要求种植固定义齿修复。

X片显示：13至23烤瓷联冠修复，口内余留牙牙槽骨严重吸收至根尖1/3位置。14至24之间牙槽骨高度尚可，双侧上颌前磨牙及磨牙区垂直骨高度不足，右侧上颌窦内慢性上颌窦炎症表现，右侧上颌结节区严重缺损。

口内检查：全口卫生状况一般。全口余留牙牙根明显暴露，Ⅲ度松动。垂直距离明显丧失。

【方案设计】

拔除上颌余留牙，上颌使用6枚种植体完成全牙弓种植修复。其中27位点使用翼上颌种植技术，17位点使用腭侧倾斜的种植设计。后续采取一段式种植固定桥修复17至27。

【治疗过程】

局部麻醉下，上颌按照术前设计植入6枚种植体，所有种植体初始稳定性良好，遂在种植后选择即刻修复。整个愈合期间无并发症出现。选择钛支架上方融附烤塑完成永久修复（图11-90至图11-98）。

【病例讨论】

该病例因为右侧上颌结节区牙槽骨严重吸收，难以满足翼上颌种植体长期稳定的治疗效果，遂放弃翼上颌种植，选择其他替代方案。由于右侧上颌窦腔内明显上颌窦囊

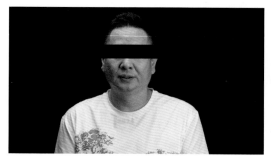

图11-90　上颌种植修复术前面相照

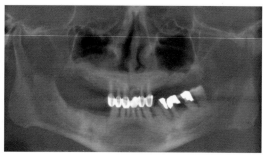

图11-91　上颌种植修复术前放射学图像

可见右侧上颌结节严重吸收

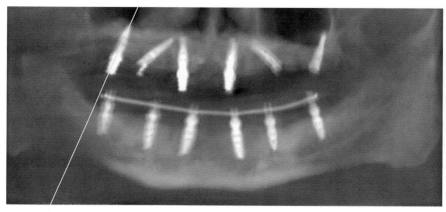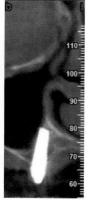

图11-92　上颌种植术后即刻放射学图像

可见17种植位点选择了腭侧倾斜种植

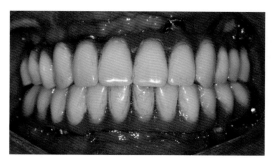

图11-93　上颌即刻修复完成后口内照

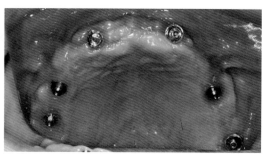

图11-94　上颌永久修复前口内照

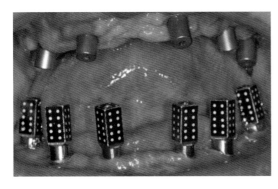

图11-95　使用Icam4D进行全口种植的数字化印模

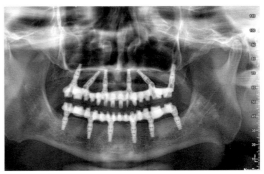

图11-96　上下颌支架试戴时影像学照片

可见支架完全密合

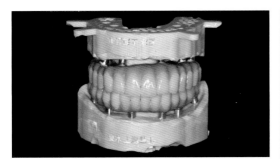

图11-97　永久修复体制作完成

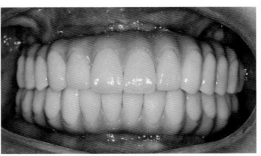

图11-98　永久修复体戴入后口内照

肿，使用不侵入上颌窦内的治疗计划。选择腭侧倾斜的种植体植入计划，确保种植体的初始稳定性以及理想的穿出位点，方便实施上颌全牙弓即刻修复。

　　本病例的修复流程较为常规，唯一值得注意的是在印模阶段，选择了Icam4D进行口外摄影技术完成，在试戴支架时，可见支架就位理想，最终修复体戴入后也获得了良好的远期预后。

〈病例11〉　上颌VIV全牙弓种植修复

　　VIV设计的上颌全牙弓种植。上颌终末期牙列，需即刻种植即刻修复。由于患者右侧前牙区牙槽骨严重破坏，难以满足种植体植入条件，无法使用标准All on 4种植设计。在不进行骨增量的前提下，为了保证充足的种植体间距以及理想的种植体前后向分布，前牙区及前磨牙区仅能植入3枚种植体。为了保证完成上颌全牙弓即刻修复以及确保足够数目的种植体分担咬合力量，选择在患者双侧翼上颌区域各增加1枚翼上颌种植体，最终获得理想的修复效果。

【基本情况】

74岁男性，上颌终末期牙列，排除手术禁忌证。

主诉：上颌多牙缺失数年，现在无法咀嚼，要求种植固定义齿修复。

X线片显示：17至21、25至27缺失，部分拔牙窝尚未完全愈合。22至24牙槽骨严重吸收至根尖1/3位置。13至11区牙槽嵴严重缺损。双侧磨牙区剩余骨高度不足，双侧上颌窦内慢性上颌窦炎症表现。

口内检查：全口卫生状况一般。上颌余留牙牙根明显暴露，Ⅲ度松动。

【方案设计】

拔除上颌余留牙，上颌使用5枚种植体完成全牙弓种植修复。种植位点包括17、

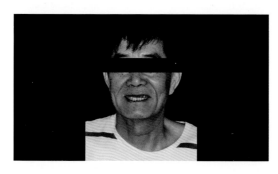

15、22、25、27。其中17、27位点使用翼上颌种植技术。后续采取一段式种植固定桥修复17至27。

【治疗过程】

局部麻醉下，上颌按照术前设计植入5枚种植体，所有种植体初始稳定性良好，遂在种植后选择即刻修复。整个愈合期间无并发症出现。选择钛支架上方融附烤塑完成永久修复（图11-99至图11-122）。

图11-99　上颌种植修复术前面相照

【病例讨论】

由于右侧上颌前牙区严重的垂直向与水平向骨缺损，若选择All on 4常规设计在该

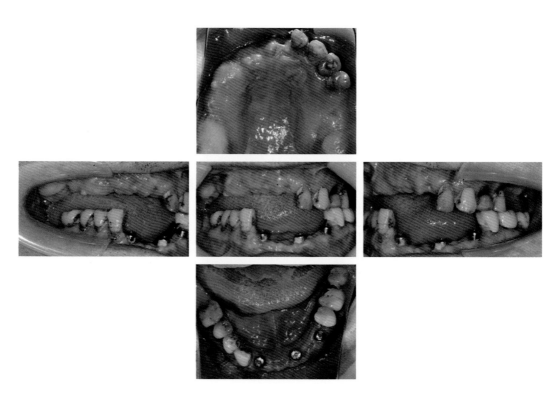

图11-100　上颌种植修复术前口内照

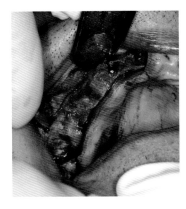

图 11-101　右侧翼上颌种植手术（翻瓣）

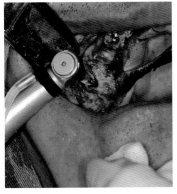

图 11-102　右侧翼上颌种植手术（先锋钻预备）

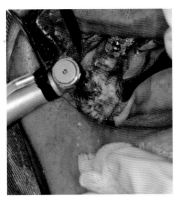

图 11-103　右侧翼上颌种植手术（扩孔钻预备）

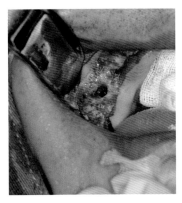

图 11-104　右侧翼上颌种植手术（窝洞预备完成）

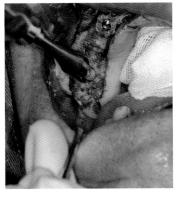

图 11-105　右侧翼上颌种植手术（种植体植入）

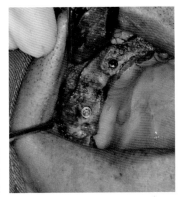

图 11-106　右侧翼上颌种植手术（种植体植入完成）

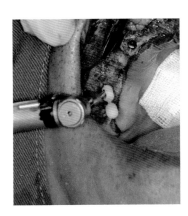

图 11-107　右侧翼上颌种植手术（使用机用扳手安装复合基台）

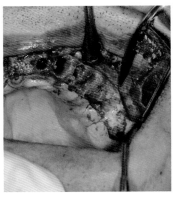

图 11-108　左侧翼上颌种植手术（翻瓣）

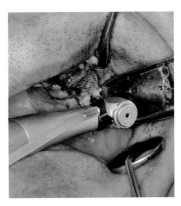

图 11-109　左侧翼上颌种植手术（先锋钻预备）

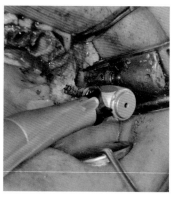
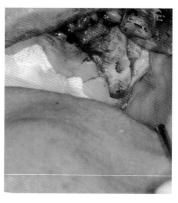
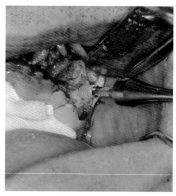

图11-110 左侧翼上颌种植手术（扩孔钻预备）　图11-111 左侧翼上颌种植手术（窝洞预备完成）　图11-112 左侧翼上颌种植手术（种植体植入）

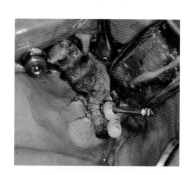
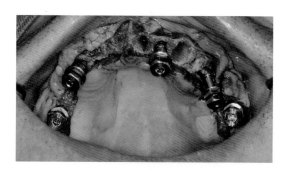

图11-113 左侧翼上颌种植手术（复合基台安装）　图11-114 上颌种植体植入术后即刻

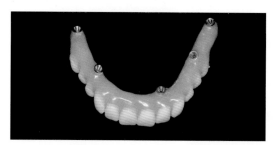
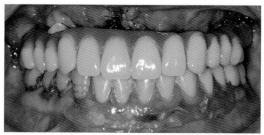

图11-115 上颌临时修复体　图11-116 上颌临时修复体戴入后口内照

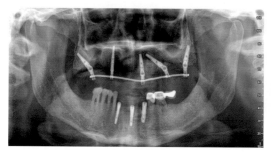
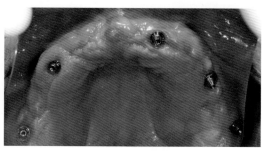

图11-117 上颌临时修复体戴入后影像学照片　图11-118 上颌永久修复前口内照

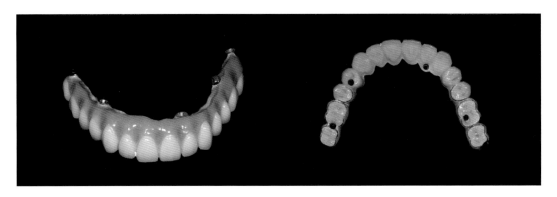

图11-119　上颌永久修复体

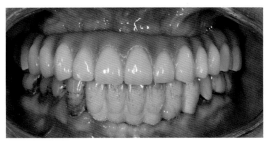

图11-120　上颌永久修复体戴入后口内照

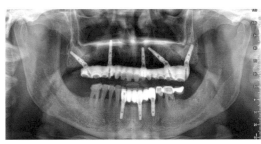

图11-121　上颌永久修复体戴入后的影像学照片

区域放置种植体，则需要在局部进行大量的骨增量手术，其手术创伤、手术费用以及愈合时间都会显著增加。

当放弃右侧上颌前牙区的种植体后，需要增加更多的种植体以帮助进行修复体的即刻负荷以及咬合力的传导。为了保证理想的种植体间距，双侧翼上颌区域成为首选的种植位点。对于该病例来说，由于上颌结节骨质骨量均十分理想，因此选择了翼上颌种植中最简单的类型，上颌结节种植。最终获得了理想的种植效果。

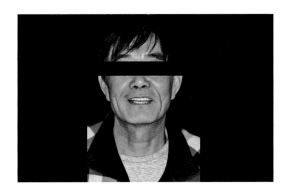

图11-122　上颌永久修复体戴入后面相照

〈病例12〉　翼上颌种植体与颧骨种植体的联合应用

颧骨种植体与翼上颌种植体的联合应用。上颌终末期牙列，需即刻种植即刻修复。由于患者上颌窦严重气化，无法使用标准All on 4进行种植修复，遂决定使用前牙区的轴向种植体与磨牙区的颧骨种植体完成上颌种植固定义齿修复。由于需要恢复至双侧第二磨牙位置，为了规避悬臂，选择在患者双侧翼上颌区各植入1枚翼上颌种植体，最终获得理想的修复效果。

【基本情况】

62岁男性，上颌终末期牙列，排除手术禁忌证。

主诉：上颌多牙缺失数年，现在无法咀嚼，要求种植固定义齿修复。

X线片显示：17至15、25至27缺失。14至24牙槽骨严重吸收至根尖1/3位置。双侧前磨牙区及磨牙区剩余骨高度不足。

口内检查：全口卫生状况一般。上颌余留牙牙根明显暴露，Ⅲ度松动。

【方案设计】

拔除上颌余留牙，上颌使用6枚种植体完成全牙弓种植修复。种植位点包括13、23的轴向种植体，15、25的颧骨种植体以及17、27的翼上颌种植体。后续采取一段式种植固定桥修复17至27。

【治疗过程】

局部麻醉下，上颌按照术前设计植入6枚种植体，所有种植体初始稳定性良好，遂在种植后选择即刻修复。整个愈合期间无并发症出现。选择钛支架上方融附烤塑完成永久修复（图11-123至图11-152）。

【病例讨论】

该病例由于上颌窦的严重气化，前磨牙区及磨牙区均无法提供充足的骨量满足种植

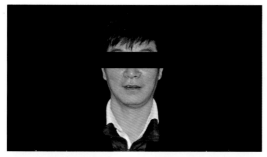

图11-123　种植术前面相照

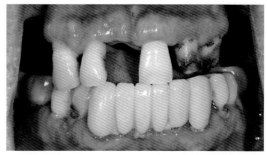

图11-124　种植术前口内照

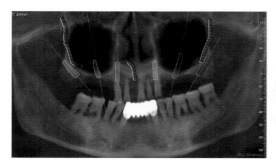

图11-125　种植术前设计

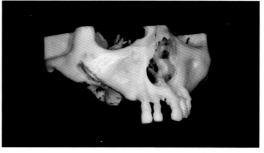

图11-126　种植术前打印患者颅骨模型进行模拟种植

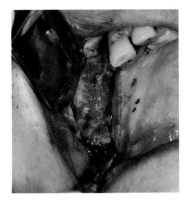

图 11-127 右侧翼上颌种植手术（翻瓣）

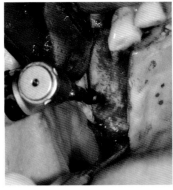

图 11-128 右侧翼上颌种植手术

先锋钻预备：注意剥离器始终指示腭骨锥突结节位置

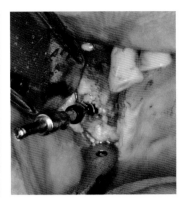

图 11-129 右侧翼上颌种植手术

扩孔钻预备：注意剥离器始终指示腭骨锥突结节位置

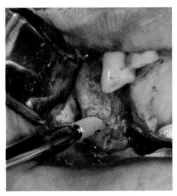

图 11-130 右侧翼上颌种植手术（种植体植入）

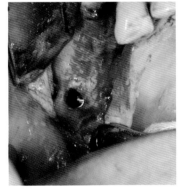

图 11-131 右侧翼上颌种植手术（种植体植入完成）

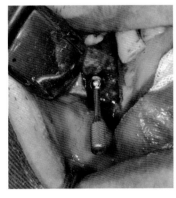

图 11-132 右侧翼上颌种植手术（复合基台安装完成）

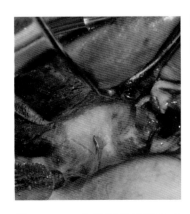

图 11-133 右侧颧骨种植手术（翻瓣）

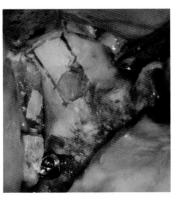

图 11-134 右侧颧骨种植手术（上颌窦外侧壁改良开窗）

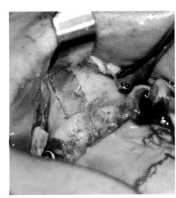

图 11-135 右侧颧骨种植手术（上颌窦外侧壁改良开窗完成）

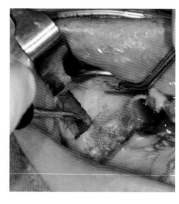
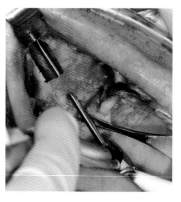
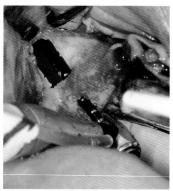

图11-136　右侧颧骨种植手术（上颌窦黏膜的剥离）　图11-137　右侧颧骨种植手术（球钻预备）　图11-138　右侧颧骨种植手术（扩孔钻预备）

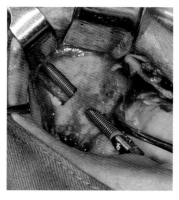
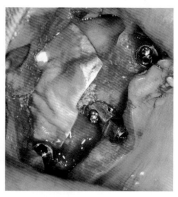

图11-139　右侧颧骨种植手术（颧骨种植体植入）　图11-140　右侧颧骨种植手术（上颌窦开窗区进行骨增量手术）

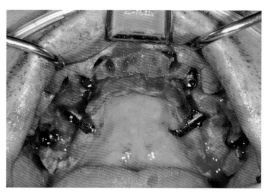
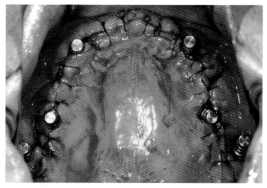

图11-141　种植体植入完成后即刻　图11-142　种植体植入完成后的创口关闭

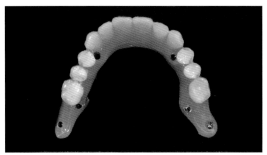

图11-143　临时修复体

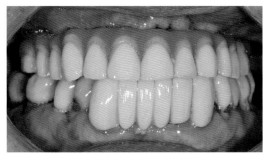

图11-144　临时修复体戴入后口内照

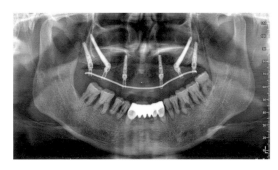

图11-145　临时修复体戴入后影像学照片

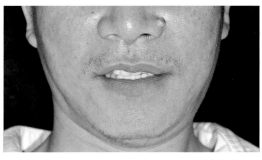

图11-146　临时修复体戴入后面相照

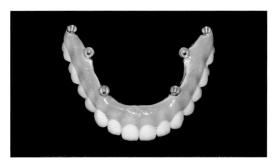

图11-147　上颌永久修复体

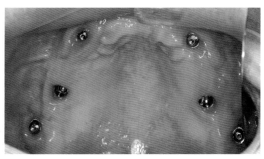

图11-148　上颌永久修复体戴入前口内照

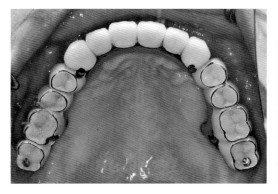

图11-149　上颌永久修复体戴入后咬合面照

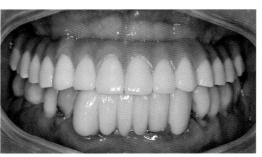

图11-150　上颌永久修复体戴入后口内照

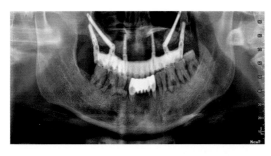
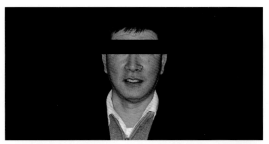

图 11-151　上颌永久修复体戴入后影像学照片　　　　图 11-152　上颌永久修复体戴入后面相照

体的植入。若仅使用前牙区轴向种植体与双侧的翼上颌种植体，势必会造成修复体跨度过大，修复体中可能会出现远大于3个牙位的无支持桥体，从而造成修复体机械并发症的增加。

　　尽管使用2枚前牙区轴向种植体与2枚后牙区颧骨种植体完成上颌全牙弓固定义齿修复已有很高的成功率，但是为了减少机械并发症的发生，颧骨种植体的穿出位点也应该仔细考量，以尽可能减少修复体的远中悬臂。但在此调整过程中，可能会增加颧种植体植入过程中的手术难度。通过增加双侧的翼上颌种植体，颧骨种植体的穿出位点更加自由，外科难度更小，并且完全规避了修复体远中悬臂。最终获得了理想的种植效果。

　　除了远中悬臂，颧骨种植体颈部位置往往位于腭侧，而修复体位置却往往更偏向颊侧，这样的修复形式实际上还会造成颊侧悬臂。与颧骨种植刚好相反，翼上颌种植的穿出位点往往比较偏向颊侧，从而可以很好地消除颧骨种植所造成的颊侧悬臂。